BESTSELLER

Bárbara Anderson (Argentina, 1973) es columnista de negocios en Grupo Milenio y activista por los derechos de las personas con discapacidad, tema en el que ha logrado impulsar cambios legales trascendentales en materia de la inclusión a través de la asociación Yo También, que comparte con su colega Katia D'Artigues. Ha destacado por su trabajo como periodista de economía, finanzas y negocios en medios impresos, en línea, de televisión y radio, tanto para grupos locales e internacionales. Es autora de *Los dos hemisferios de Lucca* y de *(In)visibles.*

BÁRBARA ANDERSON

LOS DOS HEMISFERIOS DE LUCCA

El viaje a la India de un niño mexicano para reparar su cerebro con un tratamiento futurista

DEBOLS!LLO

El papel utilizado para la impresión de este libro ha sido fabricado a partir de madera procedente de bosques y plantaciones gestionadas con los más altos estándares ambientales, garantizando una explotación de los recursos sostenible con el medio ambiente y beneficiosa para las personas.

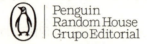

Los dos hemisferios de Lucca
El viaje a la India de un niño mexicano para reparar su cerebro con un tratamiento futurista

Primera edición en Debolsillo: septiembre, 2024

D. R. © 2019, Bárbara Anderson

D. R. © 2024, derechos de edición mundiales en lengua castellana:
Penguin Random House Grupo Editorial, S. A. de C. V.
Blvd. Miguel de Cervantes Saavedra núm. 301, 1er piso,
colonia Granada, alcaldía Miguel Hidalgo, C. P. 11520,
Ciudad de México

penguinlibros.com

Diseño de portada: Penguin Random House / Amalia Ángeles
Fotografías de interiores: archivo personal de la autora

Penguin Random House Grupo Editorial apoya la protección del *copyright*.
El *copyright* estimula la creatividad, defiende la diversidad en el ámbito de las ideas y el conocimiento, promueve la libre expresión y favorece una cultura viva. Gracias por comprar una edición autorizada de este libro y por respetar las leyes del Derecho de Autor y *copyright*. Al hacerlo está respaldando a los autores y permitiendo que PRHGE continúe publicando libros para todos los lectores.

Queda prohibido bajo las sanciones establecidas por las leyes escanear, reproducir total o parcialmente esta obra por cualquier medio o procedimiento así como la distribución de ejemplares mediante alquiler o préstamo público sin previa autorización.
Si necesita fotocopiar o escanear algún fragmento de esta obra diríjase a CemPro
(Centro Mexicano de Protección y Fomento de los Derechos de Autor, https://cempro.com.mx).

ISBN: 978-607-384-861-9

Impreso en Colombia – *Printed in Colombia*

LOS DOS HEMISFERIOS DE LUCCA

El viaje de Occidente a Oriente de un niño mexicano con parálisis cerebral para reparar por primera vez ambos lados de su cerebro.

ÍNDICE

PRÓLOGO **13**

NOTA DE LA AUTORA **17**

1) DE VACAS MILAGROSAS MEXICANAS A VACAS SAGRADAS EN INDIA **23**
Así arrancó la aventura: uno de los mayores criadores de ganado del mundo me puso en manos de un médico mexicano, quien conocía un método alternativo de tratamiento para daños neurológicos en Bangalore.

2) SOMOS SOCIOS **31**
Crónica del nacimiento de Lucca, cómo nos cambió la vida y de qué manera Andrés ha sido no sólo esposo, sino un socio en una empresa que demanda un equipo sólido.

3) UNA VIDA, MUCHAS VIDAS 47
El día a día de tener un hijo con discapacidad: los retos dentro y fuera de casa, las complicaciones de salud y de vida; los cambios de prioridades; el mandato de seguir adelante con un diagnóstico irreversible: parálisis cerebral infantil.

4) EL CANSANCIO 67
Más allá de la salud y de los problemas físicos de Lucca, él no es el único que sufre de una condición "especial": todos a su alrededor vivimos un agotamiento sin fecha de caducidad.

**5) EL CYTOTRON, FABRICANTE DE CÉLULAS
   Y ASESINO DE TUMORES** 73
La base tecnológica del Cytotron, las hipótesis detrás de un tratamiento innovador para reparar tejidos que naturalmente no crecen y para eliminar los malignos.

6) INDIA, TAN LEJOS Y TAN CERCA 83
La odisea de casi tres años antes de conseguir el "golden ticket" para viajar a India y poder usar el Cytotron, una alternativa experimental, la única hasta ahora, para la parálisis cerebral de Lucca.

7) EL VERBO VIAJAR 95
Lo que significa dar la vuelta al mundo detrás de una esperanza.

**8) VEINTIOCHO DÍAS BAJO 864 CAÑONES
   EN BANGALORE** 99
La crónica de los viajes a India: las complicaciones y enseñanzas de nuestras estadías y cómo nos marcaron estas experiencias únicas.

9) VOLVER A NACER DEL OTRO LADO DEL MUNDO 125

¿Qué resultados vimos en Lucca? Lo que pasó con su condición después de los viajes a India en 2017. Los destinos, las historias y los nuevos lazos que se comienzan a tejer alrededor de Kumar y su máquina futurista.

10) LOS EFECTOS SECUNDARIOS DEL CYTOTRON 153

Qué tanto cambiamos como familia en nuestros viajes a Bangalore: no sólo Lucca sino Bruno, Andrés y yo también fuimos tocados de alguna manera por las frecuencias magnéticas de este dispositivo.

11) CARA A CARA CON UN INVENTOR SERIAL 169

¿Quién es Rajah Vijay Kumar, el inventor del Cytotron? Un polifacético investigador que desde Bangalore desarrolla innovadoras soluciones e inventos no sólo para la salud.

12) LA ODISEA DE TRAER INDIA A MÉXICO 187

Los promisorios resultados en Lucca nos pusieron en la compleja tarea de buscar cómo importar un Cytotron a Occidente.

13) LOS CYTOTRON OLVIDADOS EN MÉXICO 203

Cómo descubrimos a los pioneros que ya habían importado el aparato y la posibilidad real de poder usar las máquinas en el país.

14) LOS DOS HEMISFERIOS DE LUCCA 209

Poco más de un año después del primer viaje a India, un Cytotron ingresa al Hospital Infantil de México. Los dueños y los médicos lo bautizan de cariño "Luccatron".

15) UN FINAL CIRCULAR 215
Aún siguen los tratamientos de Lucca en India. Aún siguen los viajes detrás de nuevas mejorías y la esperanza no deja de reconstruirse cada día, como el primer día.

**16) LAS VECES QUE LLEGAMOS AL MUNDO
   por Andrés Bianciotto** 217
La vida de Lucca, los aprendizajes en estos años y estos viajes vistos desde los ojos de su papá.

REESCRIBIENDO MI HISTORIA 235

BOTIQUÍN DE EXPERIENCIAS 239
Algunos tips para otros padres con hijos con discapacidad.

EPÍLOGO 257

AGRADECIMIENTOS 261

Para Andrés

PRÓLOGO

Empecé escribiendo para vivir. Primero como reportera, luego como editora y más tarde como columnista.

Nunca había escrito sobre mí o sobre mi familia. La primera vez que inicié un blog personal, un diario en línea, fue cuando faltaban pocos días para viajar a India, en julio de 2017. No quería que nada se me escapara, que ningún detalle, ninguna reacción sobre el tratamiento experimental que le practicarían a mi hijo se escabullera a través del poroso material de la memoria.

Ahora escribo para contarles una historia real, una historia que aun a mí me sorprende.

Pero sobre todas las cosas escribo porque sé que lo que vivimos con Lucca en Bangalore puede ser útil para muchísimas personas más.

He contado infinidad de veces la historia de la parálisis cerebral de mi hijo, cómo encontré casi por casualidad a un científico al sur de India y de la manera en la que, con un aparato inédito y futurista que inventó, logró un cambio único en la neurología: la regeneración de neuronas que permitirían zurcir su lastimado cerebro y comenzar a superar su discapacidad.

En una de tantas ocasiones en que lo relaté, cuando explicaba utilizando algunos cubiertos cómo se regenera el tejido del cerebro gracias al magnetismo y las frecuencias de radio, mi amiga y colega Michelle Griffing me dijo: "Debes escribir todo esto; te ofrezco la editorial para que publiques esta historia". Ella lleva varios años en el trabajo de sus sueños: leyendo bocetos y editando libros para Penguin Random House.

Sentí un hueco en el estómago: pedir a alguien que lleva veinticuatro años escribiendo sobre otros que cuente su propia historia es como enviar a un doctor a hacerse un *check up*.

Días más tarde otra colega, Olga Wornat, quien tiene una larga lista de libros publicados, me quitó parte de la carga: "La historia es Rajah Vijay Kumar; cuenta quién es este científico que inventó el *Cytotron* y todas las curiosidades de su vida (que ya verán que son vastas y variadas). Pídele ser su biógrafa".

Perfecto: otra vez me ponía en modo de observación. Comencé a buscar materiales y a comprar libros, me inscribí a un curso intensivo sobre cómo escribir una biografía novelada, con Eduardo Limón, y, como parte del mismo empujón de entusiasmo, conseguí el sí de Kumar.

Michelle organizó una reunión con David García, el director editorial de Aguilar. Volví a rememorar las casualidades, los cambios en la condición de Lucca, los viajes a India, las peripecias de Kumar, la inminente llegada de su máquina maravillosa a México. Entonces él me puso de nuevo de cara al Everest que no quería escalar: "La historia debe ser contada en primera persona; eres tú narrando cómo un científico de India que te presentó un empresario mexicano está transformando el cerebro y la vida de Lucca y cómo gracias a su protocolo lo hará con miles de personas más".

Es verdad: Nuestra vida cambió y es una buena noticia. Tenemos muchas razones para estar esperanzados e ilusionados, pues así como la adversidad nos unió como familia de una manera única, una nueva vida y el horizonte de posibilidades que tenemos por delante lo hicieron más aún.

Hay un antes y un después de India en mi vida y en la de cada uno de los miembros de la familia, no solamente en la de Lucca.

Y ésta es mi pequeña odisea.

NOTA DE LA AUTORA

El porqué de los dos hemisferios

El daño de Lucca involucra sus dos hemisferios cerebrales: el derecho y el izquierdo.

Su cura involucra también a los dos hemisferios: el occidental y el oriental.

Según los neurólogos, el hemisferio izquierdo se encarga de los procesos que involucran lógica, secuencia, control, razón, realidad, precisión, detalle. Es analítico en todo. El hemisferio derecho, en cambio, rige la pasión, la creatividad, las sensaciones. Hace planes a largo plazo, improvisa; es espontáneo, casual, holístico. *Multitasking*. Si yo hiciera el mismo paralelismo, pero esta vez hablando de Occidente y Oriente, repetiría el mismo modelo.

En México sólo teníamos delante de la discapacidad de Lucca la racionalidad de los médicos que nos decían: "Su hijo nunca podrá hacer nada por sí mismo, la parálisis cerebral no tiene cura", mientras que en India teníamos el desparpajo de un científico que nos decía: "Yo no creo en enfermedades incurables, sí en enfermedades no estudiadas. Lucca podrá hacer lo que quiera en el futuro".

Bajo la secuencia que dicta el modelo occidental sólo nos aferrábamos a los patrones de terapias, de fases de maduración que debían gestarse, mientras que la intuición oriental nos pedía que pusiéramos de pie a Lucca y, ¡*voilà!*, comenzó a dar pasos torpes, para nosotros imposibles. Con el control y la racionalidad occidental nos decían: "Si no come, si no usa su boca, nunca hablará". Con base en la desestructurada visión oriental, una sonrisa originó en Lucca su primera palabra, rompiendo todas las teorías enciclopédicas.

Lucca es mi hijo. Tiene siete años. Estoy escribiendo esto para que jamás se queden con un no, para que nunca se queden con "qué hubiera sido si...", para que no compren un diagnóstico por más sesudo que sea quien lo firme.

Y para que nunca piensen que algo es imposible.

Se puede soñar con una cura a pesar de que nos hayan tatuado la sentencia de que no la hay.

Hay que hacer más que decir.

Hay que probar más que lamentar.

Hace dos años, el 28 de junio de 2017, nos trepábamos en un avión con Lucca, su papá, su hermano, su nana y yo rumbo a Bangalore con más dudas que certezas. La "última Coca-Cola del desierto" estaba a dos días de vuelo, a 17 000 kilómetros, allá lejos, en India. Soñamos que podíamos tener una oportunidad, la primera de su tipo en Occidente, para ayudar a Lucca.

Era un volado.

Le dimos la vuelta al mundo sin garantías de nadie, ni del propio científico detrás de este tratamiento cien por ciento experimental. Respiramos hondo y nos dejamos llevar por la ciencia, la innovación, la magia y la mística de ese país. Y por la esperanza, ese ingrediente que en mi familia se cocina de nuevo cada vez que aparece algo en el horizonte.

Soñamos que podíamos tener buenos resultados y creímos —con dientes apretados— en eso que soñamos.

Las oportunidades nunca están a la vuelta de la esquina, pero sí se encuentran cuando uno está verdaderamente dispuesto a buscarlas.

Dicen que la diferencia entre ciencia ficción y ciencia es sólo *timing*.

Antes de morir, el cirujano californiano Leonard Shlain publicó un libro fascinante titulado *Leonardo's Brain* ("El cerebro de Leonardo") donde, con base en toda la bibliografía disponible y su ojo clínico, trató de desmenuzar por qué Leonardo Da Vinci fue el genio más prodigioso de la humanidad: un hombre renacentista sin educación, ambidiestro, vegetariano, pacifista, gay y profundamente creativo. Leonardo fue capaz de pintar la *Mona Lisa* mientras escribía sofisticadas recetas de cocina, creaba dibujos casi perfectos de cuerpos humanos mejorando el concepto de anatomía moderna y, como si todo eso fuera poco, dominó como nadie la ingeniería, la arquitectura, las matemáticas, la botánica y la cartografía. Era músico y compositor. Hablaba varios idiomas a la perfección. Descifró elementos de la teoría del caos y hasta presagió la tercera ley de Newton (*"A cada acción siempre se opone una reacción igual"*).

Shlain ofrece la explicación de cómo ser un genio en arte y ciencia al mismo tiempo cuando aborda la manera en que interactuaban los dos hemisferios cerebrales de Da Vinci.

Como si le hiciera una resonancia magnética hoy, el médico demuestra con variados ejemplos cómo ambos lados del cerebro de Leonardo estaban vinculados de una manera extraordinaria. La típica explicación sobre el hecho de que en cada uno de nosotros hay un hemisferio dominante no aplicaba para Da Vinci. Tenía un gran cuerpo calloso (la unión entre ambos hemisferios) más grueso y con más neuronas que el de un cerebro estándar, lo que permitía una conexión armónica y veloz, que informaba lo que ocurría en ambos lados de su cabeza.

Después de Leonardo Da Vinci no hubo otro genio con esa dualidad y ese talento para ser al mismo tiempo artista y científico de una manera disruptiva, futurista y perfecta.

¿Será que en el mundo, como en el cerebro, Oriente y Occidente siguen todavía cada cual por su lado, aprovechando sus fortalezas para trabajar, investigar y afrontar el futuro de la ciencia pero sin intercambiar información, sino apenas la necesaria? ¿Será que creemos más en la realidad que nos dicta el lado izquierdo del planeta que en las alternativas experimentales a las que se anima el derecho?

El propio Leonard Shlain hace un análisis final sobre el cerebro humano en su libro, que, si nos permitimos reemplazar por la visión de cada lado del meridiano de Greenwich (que para el caso es algo así como "el cuerpo calloso" del mundo), representa prácticamente una radiografía de la manera en que se enfoca la ciencia en Occidente y en Oriente:

> La selección natural le dio al hemisferio izquierdo la hegemonía sobre el derecho. Sin embargo, bajo ciertas circunstancias, el hemisferio menor debe escapar al control del principal para producir su contribución más destacada: la creatividad. Para que la creatividad se manifieste, el cerebro derecho debe liberarse de la mano adormecedora del cerebro izquierdo inhibitorio y hacer su trabajo, sin trabas y en privado. Al igual que los radicales que planean una revolución, deben trabajar en secreto fuera del alcance de los conservadores del hemisferio izquierdo.
>
> Después de resolver muchas de las fallas en la oscuridad de los procesos subterráneos del hemisferio derecho, la idea, el juego, la pintura, la teoría, la fórmula o la metáfora poética surgen exuberantemente, como por debajo de una tapa de alcantarilla que se superpone al inconsciente, y exige atención del cerebro izquierdo. Sobresaltado, el otro lado responde con asombro.

Nosotros, "todos los integrantes de mi familia", en cierta manera hicimos lo mismo: desoyendo el "deber ser", nos saltamos todas las teorías aceptadas por cientos de años de investigación neurológica y nos dejamos llevar por la intuición de que en Bangalore la creatividad y la ciencia parieron juntas un dispositivo que prometía algo imposible: hacer crecer las neuronas sin tener que abrir el cráneo y sin efectos colaterales.

Occidente y Oriente son realmente dos mundos distintos que controlan procesos diferentes.

Los dos hemisferios del cerebro también.

Pero las genialidades ocurren cuando hay mayor intercambio entre ambos lados.

Esto aplica a la geografía y también a la neurología.

BÁRBARA ANDERSON, marzo de 2019.

1
DE VACAS MILAGROSAS MEXICANAS A VACAS SAGRADAS EN INDIA

A la vida le basta el espacio de una grieta para renacer.
ERNESTO SABATO

No podía cambiar la cita. Estaba agotada, pero tenía que llegar a las 9:30 en punto al restaurante Lipp del Hotel J. W. Marriott para encontrarme con Jesús Vizcarra. Él es uno de los empresarios ganaderos más importantes del país y del mundo, y son pocas las oportunidades en que concede entrevistas cuando viaja desde su natal Culiacán a la Ciudad de México.

Es viernes 31 de octubre de 2014 y necesito con urgencia, además, tener el tema del lunes siguiente para la columna diaria que publico en el periódico *Milenio*. Entre Halloween, Día de Muertos y un semiforzado puente de fin de semana, no podía cancelar la cita.

—¿Se siente bien? —fue lo primero que me preguntó Vizcarra con su voz contundente desde la impecable mesa de largos manteles.

—Sí, gracias. Perdón si llegué tarde.

—No, no es eso. La veo muy cansada.

—Sí, lo estoy, pero ya me encuentro aquí, así que arranquemos la entrevista —dije mientras con un ademán que es casi automático en mí sacaba el celular para grabarlo y mi Moleskine para tomar notas y cifras y hurgaba en el fondo de mi bolsa para averiguar si otra vez había olvidado mi pluma.

—En serio, ¿le pasó algo? Tome un poco de agua, ¿se siente bien?

—Bueno, no. Tuve un problema en casa y no pude dormir. Anoche mi hijo Lucca sufrió una convulsión y tuvimos que llevarlo de emergencia a El Hospitalito del Español; terminamos regresando a casa de madrugada, y después, con la adrenalina y el susto, ya no pude dormir.

—¿Qué tiene su hijo?

Suspiré hondo y me quité los lentes (sabía que íbamos a tardar un poco en empezar aquella entrevista sobre la mayor productora de carne del país).

Comencé por decir lo menos difícil: mi hijo tiene epilepsia y sus convulsiones son algo ya "normal" para mí, y no son pocas las semanas en que durante las noches —porque sus crisis siempre comienzan cuando se duerme profundamente— terminamos con su papá y su hermano en urgencias, peleando con sus venas frágiles y escurridizas para canalizarlo, para aplicar más valium del que ya le dimos en casa y esperar, con todos los monitores encendidos, a que la convulsión yugule (esto es, que se pase la crisis) y Lucca quede casi en coma farmacológico.

Después me animé a decir lo más difícil: mi hijo tiene parálisis cerebral infantil y en la mayoría de los casos esta discapacidad tiene asociada la epilepsia.

—¿Y quién es el médico o cuál es el mejor tratamiento en el mundo para tratar lo que él tiene?

Tratando de contener la amargura en mis palabras, mitad por el cansancio y mitad por lo personal y doloroso que el tema representaba para mí, le dije que no lo sabía. Jugaba con la textura del mantel prístino del Lipp y, mirando la tela, le dije lo que siempre escuché de doctores y terapeutas: la parálisis cerebral no tiene cura; la epilepsia sólo se controla.

—No puedo creer que una periodista tan importante como usted no haya "reporteado" sobre esto ni buscado más información sobre qué puede hacerse al respecto.

Su frase me dolió. ¿Cómo se atreve a decirle eso ni más ni menos que a una reportera? ¿Cómo se atreve a mezclar mi carrera y mi vida privada? ¿Cómo puede soltar tan alegremente una frase tan poderosa y a la vez tan agresiva? ¿Sabe lo que es mi día a día? ¿Sabe que voy corriendo de las exigencias de mi trabajo a las de los médicos y terapeutas, de mi casa a la guardería, donde no sólo velo por Lucca sino por su hermano, Bruno, de apenas un año de edad?

Creo que Vizcarra notó mi mirada lacrimosa y ofendida, y rápidamente cambió el tono de su voz.

—Déjeme que le cuente una historia personal, algo que me pasó con mi hijo, para que me entienda. Porque las cosas siempre pasan por algo.

Me contó que veinticuatro años antes, cuando era dirigente del gremio de la carne en Sinaloa y estaba en una junta, lo llamó su esposa. Del otro lado del teléfono ella lloraba porque Raúl, su pequeño hijo de cuatro años, estaba muy mal. Dos días antes, en una reunión con amigos, un sábado, en Mazatlán, alguien le dijo que el pequeño tenía un ojo desviado. El lunes la madre lo llevó al oftalmólogo, quien ordenó que le hicieran de inmediato una tomografía computarizada.

"Cuando me llamó el neurólogo, que en esos tiempos era el secretario de Salud de Sonora, me dijo que le había detectado un tumor en el cerebro y que era muy grave. Yo los alcancé en el hospital. Un amigo nos prestó su avión privado y volamos a Tucson para que atendieran a mi hijo", resumía con rapidez.

Una vez que operaron a su hijo y que salieron de la crisis de esa situación, Vizcarra se preguntó qué hubiera pasado si en vez de haber volado a Estados Unidos hubiera tenido que ingresar a un hospital local. "Me invitaron a conocer el Hospital Civil de Culiacán, al cual llamaban 'El Hospital de la Muerte'", seguía relatando mientras el mesero iba y venía en espera de poder tomar la orden.

De inmediato cambió el tono de la charla. Yo pensé que esa anécdota en realidad era una forma de crear empatía en un desayuno que estaba destinado a no convertirse en uno de "otra entrevista más".

Ni él ni yo sabíamos en ese momento que esos cafés fríos en mi taza y en la suya eran el prólogo de una impresionante cruzada que unos años más tarde me llevó al otro lado del mundo y a viajar un par de siglos adelante en el tiempo.

El director de aquel hospital público pidió a Jesús Vizcarra, al final de la visita, donar un techo para proporcionarles sombra a los familiares que pasaban días enteros afuera, bajo el sol, esperando a sus parientes internados. "No, tú no necesitas eso; este hospital requiere cambiar todo el eje de gestión, porque es algo terrible, deplorable y deprimente. Entonces le dije que yo sería presidente del patronato del hospital."

En aquel momento le pidió seiscientos mil pesos al gobernador local, Renato Vega, para pagar a proveedores y comenzar la operación desde cero.

En poco tiempo logró que aquel hospital se convirtiera en el mejor del noreste del país y entonces pensó en una manera de multiplicar este modelo de salud para todos. "Así nació Salud Digna hace once años", me decía mientras seguía explicándome la importancia de los primeros diagnósticos, subrayando que el primer contacto con un médico constituye la respuesta binaria entre la vida y la muerte. Un dolor de estómago puede ser una indigestión o apendicitis. Que alguien detecte lo uno o lo otro después de hacer ecografías y análisis en esa primera consulta puede significar la diferencia entre vivir o morir.

Hasta ese momento yo nunca había escuchado sobre esta red de clínicas de atención primaria de alta tecnificación. Ahora sigo mucho más su crecimiento. A mediados de 2018 el sistema ya sumaba cien clínicas distribuidas en treinta estados y atendía a diez millones de mexicanos cada año a muy bajo costo.

"A partir de Raúl dejé de pensar —como muchos empresarios y yo mismo pensábamos hasta ese momento— sólo en atesorar más y más. Entendí que eso no es correcto y no genera ningún valor, excepto el económico. Uno debe ayudar", me decía.

"¿Por qué le cuento todo esto? Porque en el consejo asesor de mis clínicas hay un médico mexicano, quien me dijo que estaba haciendo algo de investigación sobre el cerebro con unos socios en India. Me lo presentó hace unos meses en Washington el embajador Eduardo Medina Mora y desde ese momento me ha estado asesorando con una visión más global de la salud. ¿Qué tal si le marco ahora? Quizá él sepa de algo para su hijo."

Sin dejarme oportunidad de decir algo, ya estaba marcando desde su celular.

"¿Qué? Ah, que estás durmiendo... ¿Estás en India? Bueno, ya te desperté, ahora necesito que ayudes a una amiga cuyo hijo está delicado."

Del otro lado de la línea estaba este médico (al que llamaré Dr. J. por razones que más adelante comprenderán), quien me preguntó por el diagnóstico de Lucca.

Con tono calmado, a pesar de haberlo despertado al otro lado del mundo, me hizo algunas consultas primero con respecto a las convulsiones y luego sobre las causas que habían generado su parálisis cerebral.

"Hipoxia —dijo desde la habitación del Hotel Oberoi, en Bangalore—; es una de las causas más comunes de destrucción de tejido neuronal. Y, mire, qué casualidad, justo estoy aquí trabajando con un científico que ha logrado regenerar tejidos, entre ellos las neuronas."

Me dio algunas definiciones científicas, me habló de este colega indio que incluso había logrado calcular la carga eléctrica de las células y su efecto en el funcionamiento químico de las mismas. Me dijo que estaban probando de manera experimental un aparato llamado Cytotron, que con una mezcla de electromagnetismo y ondas de radio lograba hacer que los tejidos del cuerpo se regeneraran, incluyendo algo que hasta ahora era imposible: crecer neuronas en zonas determinadas del cerebro.

"Sí, ya sé qué me va a decir: que las neuronas no crecen. Eso mismo decía yo, porque es lo que hemos aprendido tras siglos de neurología. Pues ya es posible hacerlo dentro del cerebro. Me gustaría explicarle mejor cuál es la base científica de todo esto. ¿Ustedes viven en la Ciudad de México? ¿Podrían recibirme para revisar a su hijo la semana que viene?"

Corté la llamada. Dejé el teléfono sobre el mantel y miré llorando a Vizcarra: "¡Parece que justo ahora están investigando sobre accidentes cerebrales y regeneración de neuronas! No lo puedo creer".

Al otro lado de la mesa, debajo de su frondoso bigote negro, Jesús Vizcarra esbozaba una sonrisa.

No recuerdo lo que me dijo sobre sus ranchos, ni de sus miles de cabezas de ganado. Rápidamente anoté en mi libreta que su empresa SuKarne ya era el segundo mayor engordador de ganado del planeta, dueña de 70% de la producción de carne del país y la mayor exportadora mexicana de proteína animal. Con eso tenía para mi columna.

Me despedí y, mientras corría por el piso encerado del Hotel Marriott hacia la puerta, le hablé a mi esposo.

"Andrés, ¿estás en casa? No sabés lo que me acaba de pasar. Hablé con un médico en India que me dijo que podría ayudar a Lucca para hacerle crecer las neuronas que perdió el día que nació. Voy para allá a contarte", le dije con un hilo de voz, porque mi entusiasmo no podía ser mayor.

Siempre me sucede. Lucca es como un botón de volumen de sentimientos en mi vida: cuando algo está mal con él, mi dolor es mucho más fuerte que cuando el enfermo es su hermano. Cuando logra hacer o superar algo bonito, mi emoción es enorme... una alegría que no se puede comparar con nada.

Ahí estaba yo, en las escaleras del hotel, sin saber cómo procesar tanta información, sin entender la fuerza de ese rayo de sol que me iluminó de golpe.

Desde el día en que nació Lucca, nunca nadie nos dio esperanzas concretas: había que esperar unos años para saber si la parálisis cerebral que le provocó su "accidente de parto" era tan poderosa como para afectar no sólo la parte física sino también la intelectual.

Desde aquella madrugada del 14 de octubre de 2011 en que vino al mundo, no dejamos de peregrinar por los consultorios de diferentes médicos, de probar diversas corrientes de terapias de rehabilitación y métodos de estimulación, de experimentar con nuevas medicinas y de sentir, en el fondo, que en realidad toda esa búsqueda nos mantenía ocupados en el día a día y solapaba la angustia a futuro que los dos arrastrábamos: sabíamos que por su condición, Lucca no podría separarse de nosotros en toda su vida.

Él no podía mover intencionalmente ninguna parte de su cuerpo, excepto sus pupilas y con mucho esfuerzo. Experimentaba movimientos involuntarios: no controlaba sus brazos ni sus piernas, los cuales explotaban a patadas y dolorosos puñetazos sin sentido. No emitía muchos sonidos y babeaba sin parar. Nunca logró succionar: aún come por un botón gástrico; tampoco controla esfínteres. En resumen, depende de nosotros para todo.

Hacía pocos meses nos habían asegurado que su diagnóstico era parálisis cerebral infantil. Porque hay un consenso —irresponsable para mi gusto— de no poner ese título a su discapacidad hasta cumplidos los tres años de edad del paciente.

Antes, cuando nos preguntaban qué tenía Lucca, Andrés y yo repetíamos un diagnóstico lleno de conceptos complicados, un conjunto de términos científicos que generan el mismo tabú que el cáncer: "Lucca tiene leucomalacia periventricular bilateral en ganglios basales, generados por hipoxia al nacer".

A sus tres años, teníamos por primera vez el nombre de su discapacidad, y también teníamos, por azares del destino, una posibilidad de mejorar esta difícil condición. En un desayuno de trabajo, el hombre que cría más vacas en Occidente me conectó con un científico en Oriente —allá, donde las vacas son sagradas—, con lo cual comenzó una cruzada llena de expectativas que convirtió a Lucca en el primer niño fuera de India en regenerar sus propias neuronas sin cirugía, sin medicinas y sin trasplantes.

Ese café con Vizcarra en México nos llevó, tres años y medio después, hasta Bangalore, donde descubrimos que el futuro de la medicina es más esperanzador de lo que nos imaginábamos y que se pueden tratar enfermedades si se actúa directamente sobre las proteínas que alimentan a las células responsables del funcionamiento del cuerpo.

Ese café fue el inicio de un viaje que aún seguimos transitando y que nos devolvió a nosotros, y en poco tiempo a miles de personas, la esperanza de tener una vida plena, aun con el diagnóstico más desalentador.

2
SOMOS SOCIOS

Nosotros, los de entonces, ya no somos los mismos.
Pablo Neruda

Aún no sé qué pasó la madrugada del 14 de octubre de 2011, el día que nació Lucca. Tampoco lo sabía el ginecólogo que, la mañana siguiente, se dejó caer, entre abatido y preocupado, en el sillón de visitas de mi cuarto en el Hospital Español. "Éste ha sido el peor parto que he atendido en mi vida", me dijo. Una frase tan sincera como poco afortunada que no me dio tranquilidad ni terminó de disipar las dudas que comenzaban a aflorar a medida que se iba el efecto de la oxitocina y los calmantes.

Fue un accidente de parto, comencé a decir a todo el mundo. Lucca se trabó en el canal y eso le generó sufrimiento fetal; le faltó oxígeno (aprendí que eso se llama hipoxia) y eso le produjo un daño neurológico.

Era nuestro primogénito, un hijo muy planeado y esperado por Andrés y por mí.

"Francesca o Lucca", decíamos a todo el mundo cuando nos preguntaba qué esperábamos. A la vieja usanza, no quisimos saber el sexo del bebé para tener la primicia el día del nacimiento.

El 13 de octubre por la tarde tenía una de las últimas consultas de control con mi médico, a las 38 semanas de gestación. Fuimos con

Andrés; y en la primera revisión el doctor nos dijo que ya había más de tres centímetros de dilatación, y que por la frecuencia que escuchaba, estábamos a las puertas del nacimiento. "Mañana es un buen día para nacer", nos dijo mientras se quitaba los guantes de látex y se movía a su escritorio para redactar la lista de pasos a seguir en las próximas horas.

Mi corazón comenzó a latir con una combinación de miedo y emoción.

Andrés lo notó cuando volteé a verlo.

Sostenía mi mano derecha desde que llegamos al consultorio y me dijo: "Socia, vamos a tener un bebé. A partir de ahora somos socios en esta empresa".

"Les recomiendo que regresen a casa, revisen la maleta para el hospital, coman ligero, tomen un baño tibio y esperen a que den las doce de la noche para venir a internarse. Así no les cobran un día más. Yo calculo que a más tardar a las ocho de la mañana nacerá su hijo", dijo el médico, enumerando un trámite que repite por lo menos con unas cinco pacientes a la semana.

Desde el inicio del embarazo nosotros quisimos que el parto fuera natural. Tomamos cada sábado un curso de profilaxis; aprendimos de respiración, de posturas y pujos; creamos una playlist para el trabajo de parto y hasta sabíamos cómo bañar a un recién nacido, entre otras recomendaciones.

Esa tarde en casa me esperaban mis papás, que viajaron desde Argentina para recibir al nieto que les daría su hija más pequeña. Fui el "pilón" de mi familia: mi nacimiento en 1973 siempre fue catalogado como un accidente premenopáusico de una señora de cuarenta años y de un señor de cuarenta y siete, que ya tenían su casa llena de hijos grandes. Mi hermana Adriana me llevaba veinte años; mi hermano Darío, dieciocho, y Alejandro, once.

Recién salido de un tratamiento oncológico, mi papá estaba más débil que cualquier hombre de ochenta y cuatro años que hubiera cruzado medio continente para este evento, y mi mamá llegaba cansada después de varios meses de vivir de cerca la enfermedad de su marido. Yo la veía más débil que cualquier mujer de setenta y siete años.

Era la tercera vez que visitaban México: estuvieron en 2007, cuando éramos solteros, y también vinieron para nuestra boda en Playa del Carmen, justo un año antes, en septiembre de 2010.

Mientras charlaba con ellos, y antes de cenar, comencé a sentir "tirones" en mi vientre. "Son contracciones", me dijo mi mamá. "¡Cómo van a ser contracciones, si siempre que veo en las películas, las mujeres aparecen gritando como locas! Además, el médico me dijo claramente que esto no pasará hasta mañana y que me tengo que internar hacia la medianoche", le contesté.

Pero a medida que avanzaba la tarde, esos tirones, después acompañados de cortes de aire, ocurrían más seguido. "Yo creo que deben irse antes de las doce de la noche. Y también les recomiendo que vayan tomando el tiempo entre contracción y contracción", decía mi mamá, con esa insistencia de gota que perfora la piedra que siempre la caracterizó.

Al notar que esas contracciones (que a esas alturas ya me animaba a nombrar con cierto recelo) eran seguidas y cronométricamente ordenadas, decidimos cambiar la hoja de ruta del ginecólogo y avisarle a las diez de la noche que íbamos rumbo a maternidad.

Cuando Andrés le informó de la frecuencia de las contracciones, el médico sólo atinó a avisar que dejaba una fiesta en la que estaba y nos encontraba ahí lo más pronto posible.

A partir del momento en que me acostaron en una cama para prepararme, todo comenzó a ocurrir a tal velocidad que me cuesta a la distancia recuperar esa cadena de sucesos: la canalización, la incómoda enema, la peridural entre contracción y contracción —en ese instante muy dolorosas—, la llegada del médico, la huida de Andrés para disfrazarse de asistente, colocándose un esterilizado equipo azul que le daba el pase para presenciar el nacimiento.

Una pierna aquí, otra allá. Andrés llega a tomarme la mano derecha y a susurrarme: "Vamos, socia".

Siento más dolor.

Después, un vacío; veo chispas de colores alrededor del enorme reloj en la pared izquierda que no dejaba de vigilar a cada instante. No tengo fuerzas. Me piden que puje; trato pero no puedo.

La sala de partos, que estaba llena de médicos, enfermeras y practicantes, queda en silencio. O quizá yo ya no escucho muy bien.

Siento un tirón y avisan que nació el bebé.

"¿Qué es?", le pregunto a Andrés. "No sé, lo tienen en una camilla y lo están atendiendo."

No lloró.

Siento un torbellino en la esquina derecha de la sala. Llegan más enfermeras y más doctores. Rodean la pequeña camilla y salen en estampida llevándose a Andrés con ellos.

"¿Qué es?", vuelvo a preguntar.

Una enfermera se acerca y sólo me dice: "Fue un niño". Eran las 00:28 de la noche.

Horas más tarde, pasada la estancia en la sala de recuperación, vuelvo a la habitación.

Me espera Andrés con una cara que nunca antes vi en él.

"Está en terapia intensiva, justo aquí enfrente de este cuarto. Sufrió un poco al nacer, por eso lo tienen en observación. Pesó tres kilos doscientos noventa gramos y mide cincuenta y dos centímetros", me dijo mientras me mostraba una foto que le tomó con su celular.

Nunca había visto a un bebé tan angustiado, con el rostro enrojecido y una expresión de dolor. No me daba ternura; me provocaba tristeza verlo.

"En un rato, cuando te sientas mejor, podemos cruzarnos a verlo. Ahí sólo podemos entrar nosotros." Luego el pediatra, el neonatólogo y los practicantes que estuvieron con nosotros fueron pasando uno a uno con una mirada de preocupación que no correspondía con sus frases: "Va a estar bien", "Lo estamos controlando", "Hay que esperar cuarenta y ocho horas".

Lo cierto es que para ese momento Lucca ya había tenido una convulsión y le atestaron el cuerpo con drogas para producirle un coma inducido y lograr que su cerebro se desinflamara.

Los primeros en llegar a visitarme fueron mis papás.

Mi mamá se sentó a mi lado y me miró con cara de pena más que de alegría: "No sé qué decirte. Sé que la pasaste muy mal anoche. Que los dos, el bebé y vos, lo pasaron mal. Yo ya viví esto mismo y me da mucha tristeza. Espero que no te pase lo mismo que a mí con Darío".

Mi hermano mayor también sufrió un accidente de parto. Pensaron que estaba muerto y el médico de nuestro pueblo en Córdoba trató de salvar a mi mamá, quien también se desvanecía en el proceso. Con fórceps aceleró la salida del bebé, y con esas tenazas apretó sus vértebras cervicales. Finalmente, Darío vivió y fue un niño normal hasta los doce años. En esa etapa en que los huesos del cuello empiezan a soldarse definitivamente, comenzaron a recordar aquel procedimiento al nacer. El daño, hasta ese momento imperceptible, provocó que el líquido cefalorraquídeo que circula entre el cerebro y la médula espinal tuviera poco espacio para moverse y lubricar el sistema nervioso. Esto le provocó una discapacidad progresiva a mi hermano que comenzó con la pérdida de control de sus piernas, de sus brazos y de muchas funciones más.

Desde los doce hasta los veinticinco años cuando murió, Darío constituyó una cruzada que le tocó liderar a mi mamá, una batalla que cobró muchas víctimas: inseguridades y depresión en mis hermanos, que siendo muy pequeños pasaron solos muchos meses mientras ella cuidaba a un hijo cada vez más frágil, dramas maritales y crisis de vida o muerte que siempre rondaban la casa.

Ella se abocó de lleno a su cuidado, a tratar de conseguir cualquier médico, curandero, traumatólogo o neurocirujano que en la medida de sus posibilidades le diera una esperanza.

Postrado en una cama, con una inteligencia envidiable y un carácter de afilado humor, mi hermano se convirtió en una fuerza centrípeta alrededor de la cual giraba el resto de las urgencias y las necesidades.

A mí no me tocó vivir los peores momentos de esa historia. Sólo pude conocerlo por escasos siete años, cuando falleció por una insuficiencia cardiaca, el último músculo al que le restaba sufrir los efectos secundarios de un nacimiento tortuoso.

Yo sabía lo que era tener a una persona con discapacidad en casa, pero también, que esa condición podía cambiar de manera radical a cada uno de los que viven a su alrededor.

Antes y después de su muerte, Darío se convirtió en un mártir familiar, una especie de santo de esas cuatro paredes. Aun hoy, a treinta y ocho años de su muerte, no hay un día en que mi mamá no tenga una vela encendida junto a su foto, no hay un día en el que yo no lo invoque en una oración o le haga un pedido especial, pues siento que muchas veces me ha cumplido. Mis hermanos y yo, todos, tenemos pequeños altares en nuestras casas con su foto y una flor. Andrés recuerda que cuando se llevaban a Lucca de la sala de partos sólo me escuchó decir, mirando al techo: "Por favor, Darío, ayúdalo, no lo dejes solo".

Las tres semanas que mi bebé pasó internado en terapia intensiva dejé una foto de Darío debajo del impoluto colchón de su cuna. Yo sólo podía estar con Lucca cinco horas al día en dos turnos (mañana y tarde). Pero sabía que Darío estaría con él todo el tiempo.

Esos más de veinte días con él internado son un túnel blanco en mi cabeza. Blanco como las batas de cuello a pies que debíamos ponernos para visitarlo en terapia intensiva.

Si bien mi mente fue benévola y borró buena parte de lo que sentía durante cada una de esas visitas a una cuna aséptica y cargada de mangueras, cables y monitores, hay sensaciones que no olvido hasta hoy: el penetrante olor a alcohol del cubrebocas que me separaba de mi hijo y me privaba de oler su cuerpo inerte y atravesado por agujas. Los guantes de látex que me impedían tocar su piel, los ruidos permanentes de alertas y monitores que no me daban la oportunidad de escucharlo suspirar.

No faltamos, mi socio y yo, ni una sola vez, a las dos citas diarias que permite el hospital. No había nada más que hacer que esperar angustiados a que diera la hora de estar con más angustia pero parados a su lado, sólo mirándolo.

No faltaban tampoco las bolsas de leche materna que me exprimía con desesperación cada tres horas para que Lucca tuviera al menos algo de mí cerca suyo.

Había días en que le colocaban un casco de acrílico con oxígeno; otros, un lector extra en alguno de sus dedos magullados.

Esas jornadas eternas, ese posparto deambulando entre bebés graves y padres desesperados, nos sobrepasaron. No teníamos noción de la fecha en que estábamos y sólo sospechábamos que era fin de semana cuando el recorrido desde nuestra casa en la colonia Roma hasta el hospital en Polanco estaba más desolado que de costumbre.

Andrés comenzó a convertirse en el "socio médico" de esta empresa. Yo, en la "socia alimenticia". Él aprendió de memoria los nombres y las concentraciones de todas las drogas y medicinas que le administraban a Lucca; podía advertir la alerta de un monitor con sólo escuchar el tipo de timbre que emitía y revisaba con obsesión todos los registros de las pantallas: saturación de oxígeno, latidos, presión.

Yo sólo me encerraba en una salita solitaria y despojada a un costado de terapia intensiva para usar mi extractor y llenar bolsitas de pesada leche amarillenta que dejaba etiquetada a su nombre.

Comenzamos a conocer la rutina de visitas de todos los médicos que hacían su paso por la cuna: miraban, medían, opinaban y se iban. Fue el inicio de un patrón que repetimos por años: el de los silos de información y el de la falta de explicaciones claras y de diagnósticos homogéneos.

Cada enfermera, terapeuta, pediatra, neonatólogo, especialista o becario nos decía algo diferente que nos sentaba en una montaña rusa de emociones: pasábamos de la depresión a la euforia, y de las esperanzas a la desazón en cuestión de minutos.

Nunca teníamos un solo diagnóstico. Cada quien aportaba su cuota de sabiduría, explicaba poco y jamás compartía sus opiniones con los especialistas de otras disciplinas.

Esta misma situación la viven otros padres con hijos que padecen alguna discapacidad o alguna enfermedad. Del otro lado del escritorio parece que es imposible explicar un diagnóstico o las consecuencias que podría tener en la salud. Pregunté muchas veces (con curiosidad periodística) a los médicos por qué no son claros, por qué no explican de manera concreta qué pasa y qué pasará con un paciente, y la respuesta siempre fue la misma: "Son temas complejos y tampoco queremos generar falsas expectativas de recuperación, por ejemplo, porque cada caso es diferente". De hecho, la mayoría de los médicos y terapeutas prefiere ser pesimista ante casos graves para que no haya reclamos si no hay mejora. Y si la hay, convertirse en los artífices de ese milagro.

A los quince días de vida una tomografía revelaba que todo estaba físicamente bien en el cerebro de Lucca. Día de festejo, de dar gracias a la vida, de sentir en cierta forma que le habíamos ganado una partida al destino. Fue un susto, ya vamos de gane. A los diecisiete días una resonancia magnética decía lo contrario.

La neuropediatra de turno estaba revisando su computadora en la isla central que tiene la Unidad de Cuidados Intensivos Neonatales (más conocida como la UCIN), donde Lucca compartía el piso con otros doce bebés, cuando nos pidió que nos acercáramos, pues quería adelantarnos los resultados.

Sin filtro, como quien lee los pronósticos del clima en la mañana, nos explicó que el daño producido por la falta de oxígeno al nacer era muy profundo. Señaló sobre unos negativos en blanco y negro colocados sobre su pantalla una especie de mariposa blanca en el centro de la cabeza. Una figura casi simétrica similar a unas alas cubría un espacio del hemisferio derecho y otro del izquierdo.

"Bueno, en pocas palabras lo que tienen hoy en esa cuna es lo que se llevan. Su hijo padece leucomalacia periventricular bilateral en ganglios basales. Esto significa que el daño está en la materia blanca del cerebro, la que controla la parte motriz. Su hijo no se va a poder mover, ni hablar, ni caminar. No sabremos hasta que despierte del coma qué otras afectaciones tendrá. Tal vez ceguera o sordera. Vayan pensando en que tendrán que acondicionar su casa con rampas y adecuaciones especiales. Hay quienes dicen que la música clásica los tranquiliza. Prueben con Mozart. Buenas tardes."

Fue como si el suelo se hubiera abierto debajo de nosotros. Mirábamos esa pantalla, y unos pasos más allá veíamos a Lucca y la telaraña de cables que lo fijaban a la cuna.

Nos acercamos llorando, sin saber qué hacer con esa verdad, ni siquiera logrando dimensionar cuán grave era ese diagnóstico, plagado de nombres complejos y con un pronóstico contundente y devastador.

Fruncí la cara y apreté los labios para contener lo más que podía cualquier llanto. Sin el guante obligatorio me acerqué y acaricié la mano desnuda de Lucca.

"Qué alivio. Pensé que ya no querías tocarlo", dijo Andrés.

"Perdóname, Lucca, perdóname. Es mi culpa lo que te pasó. Si hubiera pujado más fuerte, si no hubiera visto esas chispitas en el aire mientras nacías, hoy no estarías así. Sólo estábamos tú y yo en esa camilla y yo no te ayudé. Perdón, perdón."

En los primeros días de noviembre nos fuimos a casa, con Lucca unido a una sonda que le colocaron desde la nariz hasta el estómago por la cual lo alimentaba con mi leche, como en el horario de cualquier bebé, cada tres horas; sólo que en su caso la ingesta se llevaba a cabo mediante una jeringa, con una presión suave y ayudándonos de un cronómetro que nos indicaba cuál era el momento adecuado para darle el siguiente shot materno.

Cada sesión duraba una hora, y al final mi socio y yo obteníamos un esquema impecablemente diseñado en Excel que indicaba a qué hora comenzaba cada comida, a qué hora terminaba, el lapso entre cada toma y el tiempo que pasaba.

Esta tabla se completaba con una columna que indicaba todas las medicinas que había que seguir dándole (sobre todo anticonvulsivos), las sesiones de masajes que debíamos darle con aceite de almendras cada cuatro horas y las sesiones de terapia física todas las mañanas en el consultorio de una terapeuta, para luego repetirlo tres veces en casa.

El tratamiento de estimulación que nos recomendaron se llamaba Katona, un método húngaro que durante el primer año de vida se aboca a despertar los reflejos que borró el daño cerebral.

Andrés es más nocturno y cumplía la lista de todo lo que había que hacer con Lucca a partir de las once de la noche. A las seis de la mañana me tocaba arrancar a mí con el cronograma diurno.

También él es más práctico, o menos aprensivo, y ejecutaba la compleja tarea de bañar a un bebé flácido y sin movimientos que además colgaba con una larga sonda, la cual era su nuevo cordón umbilical.

Tratamos de activar la succión con horas de masajes en el paladar, pero nunca lo logramos.

Cuando le retiraron la sonda a los dos meses de llegar a casa comencé (como buena socia alimentaria) a darle biberón como si fuera una muñeca: llenaba su boca de leche y movía su cabeza hacia atrás para que el líquido pasara a su garganta. Entre tosidos y ahogos, lográbamos que esta comida suplementada con anabólicos llegara a su estómago.

Siempre estuvo por debajo de su peso.

A medida que pasaban los meses y los años, Lucca se fue estirando pero no crecía; su cuerpo revelaba cada vez más huesos, y las ojeras en su rostro eran signo claro de una desnutrición crónica.

La ineficiente manera de comer y de hidratarse despertó nuevamente la epilepsia que vivió de recién nacido.

Entramos en una espiral maldita de convulsiones, crisis que lo dejaban agotado químicamente y sedado artificialmente. Dormía días enteros, durante los que no comía ni tampoco podíamos darle líquidos. Este desequilibrio le provocaba otra convulsión.

Tres años más tarde, luego de deprimirme y llorar durante muchos meses tratando de que comiera sin éxito algún Gerber o cualquier comida semisólida que le diera calorías extra a su frágil cuerpo, aceptamos la recomendación del pediatra de colocarle un botón gástrico.

Este nuevo cordón umbilical —que es igual a las boquillas de los inflables— le permitió evitar el difícil paso de cualquier comida o bebida por una boca terca que no quería abrirse.

¿Por qué soy así?

Comencé a ir con una psicóloga a los pocos meses de todo el *shock* que representó la llegada de Lucca a nuestra vida.

Iba para aprender a dominar la culpa. Sentía que mi hijo estaba paralizado porque su mamá no había sido capaz de pujar más fuerte para sacarlo de su cuerpo. Nadie más que yo podía parirlo y darle oxígeno o, como pasó, quitárselo por unos momentos y provocarle un daño de por vida.

No sólo me preocupaba el día a día; me angustiaba el futuro. Muchas, muchas veces me imaginé una escena con él que no sabía cómo resolvería: "Mamá, ¿por qué soy así? ¿Qué pasó conmigo para que sea tan diferente?"

¿Cómo le podría contestar de la mejor manera que fue mi culpa? ¿Cómo le diría que por no hacer lo que me correspondía a su llegada al mundo su cuerpo se convirtió en la cárcel de su alma?

Muchos años de terapia y muchas cajas de Kleenex me ayudaron a quitar mi propio dedo acusador y a convencerme de que no fue mi culpa.

¿Lo fue?

Han pasado casi ocho años desde el nacimiento de Lucca y no es posible que siga sin saber qué pasó aquella madrugada del 14 de octubre de 2011.

"Fue y sigue siendo el peor parto que me ha tocado en la vida. No lo puedo olvidar", me dijo el ginecólogo cuando volví a verlo hace unas semanas. Él tiene en su carrera más de cinco mil nacimientos y sigue atendiendo partos y cesáreas por igual.

"Fue un parto rápido, no estuvimos más de diez minutos en la sala. Lucca ya había coronado y sólo faltaban tres pujadas para que saliera. Sentiste dolor y le hice señas al anestesiólogo para que aumentara la dosis. Recuerdo verlo poner una enorme jeringa de anestesia y en esos momentos te perdimos... Ya no podías pujar. Me dijiste que comenzaste a ver luces y ésa era una señal para mí de que estaba bajando tu presión arterial y por ende la del bebé atorado en el canal de parto. Las tres siguientes pujadas los hicieron los enfermeros oprimiendo tu vientre."

Para el médico el error estuvo en la peridural, ya que el catéter, en lugar de estar colocado hacia abajo en la médula (para anestesiar precisamente de la cintura para abajo) se giró hacia arriba y la anestesia extra se aplicó a mis pulmones. Eso me produjo un paro cardiorrespiratorio, y fue cuando comencé a marearme.

Mientras, Lucca nacía a golpes, gris e inerte. "Yo pensé que estaba muerto", me confiesa el médico muchos años después. Lo reanimaron, lo entubaron y se lo llevaron a terapia intensiva.

Tan marcado lo dejó este evento que hace pocos años su segunda esposa quedó embarazada y durante los últimos días antes de la fecha de parto ella dejó de sentir movimientos. Él estaba de viaje, en un congreso en Hawái. Le pidió a su mujer que fuera a la maternidad del Hospital Español. A las pocas horas le avisaron que su hija estaba en terapia intensiva, en la misma donde estuvo Lucca, con un derrame cerebral provocado por un problema entre el cordón y la bebé que la dejó casi sin sangre en el cuerpo.

"Cuando llegué al otro día, me acuerdo que vi tan mal a la pequeña que le pedí a Dios que se la llevara, pues no quería verla sufrir como vi sufrir a Lucca. Pensé en él inmediatamente. Falleció dos horas después."

Más de siete años más tarde me costó mucho trabajo escuchar esta crónica de uno de los días más difíciles de mi vida.

Pero hoy miro con otros ojos ese momento, orgullosa de que Lucca sea el primer niño en Occidente que está logrando lo inimaginable: zurcir con nuevas neuronas ese hueco que vimos en su primera resonancia magnética, tapando con dendritas recién paridas esa mariposa que quedó como un tatuaje en su cabeza, como el sello de un largo viaje de sólo tres pujadas hacia la luz.

Cada socio en su hemisferio

Esa sociedad que sellamos Andrés y yo la tarde de aquel 13 de octubre ya funcionaba así *de facto*. Y sigue siendo del mismo modo, desde que nos conocimos por casualidad en México en marzo de 2003 hasta el día en que escribo estas líneas.

Yo soy (según su definición) "la cara de locomotora" de la casa, la que llega con ideas entusiastas y muchas veces imposibles e inalcanzables, mientras que él es el carbón que carga la caldera de ese tren. Me animo a soñar con locuras porque sé que tengo un compañero que tomará la segunda correa de cualquier bolsa que cargue para que pese la mitad.

Los dos somos cordobeses. Si bien yo nací y crecí en un pueblo, en La Cumbre, a ochenta kilómetros de la capital, me mudé allí para estudiar la carrera de periodismo y vivimos en la misma ciudad durante diez años.

Cuando comencé con mi primer trabajo como reportera en un medio local (*Punto a Punto*), él visitaba a un cliente al que le vendía computadoras en el mismo edificio donde estaba la redacción. Jamás nos vimos, ni ahí ni en el restaurante que estaba a una cuadra de nuestros trabajos y que durante años compartimos —aunque en horarios seguramente separados por minutos de diferencia—, ni en el antro de moda al que asistíamos cada semana los dos.

Nos encontramos en la Ciudad de México, a ocho mil kilómetros de aquella ciudad de 1.5 millones de habitantes. En pocos meses pasamos de amigos y paisanos a novios, y con ese título no tardamos más de un mes en irnos a vivir juntos.

Yo siempre fui el *soft power* de la casa (la decoración, los viajes, los eventos), y él, el cerebro que, con frialdad y su antecedente de contador, se encargó de las finanzas y de ponerle certidumbre a los sueños.

Si lleváramos la comparación de los dos hemisferios a nuestra propia cama, se repite el patrón.

Él siempre durmió del lado izquierdo, ese espacio que en el caso del cerebro se reserva para guardar lo racional, los números, la lógica y la memoria (Andrés puede recordar números de sus tarjetas de crédito de hace veinte años). Observa, calcula, asume riesgos muy estudiados, simplifica y es frío a la hora de tomar decisiones.

Nos hemos mudado de casa cuatro veces. Hemos cambiado tres veces de cama y de cuarto.

Sin embargo, yo siempre me refugié del lado derecho de nuestra cama. Y curiosamente me mueve mucho más la creatividad que el análisis, me gusta prender velas (a parientes muertos o a divinidades) cuando estoy en algún problema o recurro a cábalas cuando hace falta. Le hago mucho caso a la intuición y me encanta relacionar cosas y personas, me fascina decorar la casa, tejer, imaginar ideas locas. Justo lo que ocurre también del lado derecho del cerebro.

Viajamos mucho, nos compramos un departamento y un barco, y hasta tuvimos un erizo de mascota.

A los seis años de vivir juntos, un sábado en la mañana de perezosos, lo abracé y le dije que me gustaría tener un hijo con él. Se volteó y me sonrió con una tranquilidad que demostraba que él era el mejor socio que podía tener para este proyecto.

Nos casamos en Playa del Carmen un año después, pocos días antes de cumplir siete años juntos, y así evitarnos "la picazón del séptimo año".

Ese día comenzamos a buscar el hijo que nos prometimos aquella mañana de primavera.

Cinco meses después, una prueba de embarazo nos confirmaba la buena nueva.

Esta sociedad estaba lista para sumar un nuevo integrante que llegaría en otoño.

3
UNA VIDA, MUCHAS VIDAS

Dentro de nosotros existe algo que no tiene nombre y eso es lo que realmente somos.
JOSÉ SARAMAGO

El día que Lucca cumplió cinco años bajé de madrugada a buscar su comida licuada a la cocina para alimentarlo con jeringas a través de un botón gástrico vecino a su ombligo, como lo hacemos tres veces al día.

Mi computadora estaba abierta sobre la mesa, donde quedó a la medianoche después de terminar una columna para el periódico.

Por primera vez sentí el impulso de escribir una carta a mi hijo, de decirle en primera persona lo que sentí a lo largo de todo este tiempo juntos, durante toda esta complicada vida que nos tocó librar.

Escribo diario sobre mil temas, no me apabulla ninguna hoja en blanco, pero siempre sentí un miedo profundo a poner letras a esos sentimientos, a esas angustias; a las esperanzas y a las frustraciones que cargo en silencio.

Lucca, hoy estás cumpliendo cinco años... o diez... o veinte.
Pones tanto esfuerzo doble y triple en toda tu vida que eso debería traducirse en años extra.

Es una paradoja, pero sin poder mover tu cuerpo, jamás bajaste los brazos (una metáfora digna de ti) y siempre con la mejor actitud —y tu sonrisa de caramelo— nunca te diste por vencido en ninguna prueba, en ninguna terapia, en ninguna enfermedad, en ninguna situación límite.

Es una paradoja, pero sin poder hablar has comunicado muchas más cosas que cualquier especialista en oratoria; sin saber escribir conseguiste cambiar la letra de muchas leyes y te has peleado a brazo partido con políticos y funcionarios para darle dignidad a las personas con discapacidad, sin poder apretar siquiera tan sólo un poquito ese puño tan suave.

Es una paradoja que no puedas gritar a todo pulmón; sin embargo, nos has hecho escuchar cómo suena y duele la apatía y la discriminación más que cualquier ejercicio de esos raros que te obligamos a hacer para que tu cabeza nos mire derecha y tu frente esté alta (donde sabemos que siempre la tienes).

Es una paradoja que no puedas caminar pero que hagas sentir tu paso firme en cualquier lugar al que llegas. Quieto mueves montañas y nos empujas a buscar hasta debajo de las piedras la manera de hacer tu vida más bonita, más fácil, más ancha, más completa... y con eso también lograr hacerlo para otros niños. Silencioso haces vibrar los vidrios de cualquier institución.

Nos prestaste tus pequeños anteojos dorados para que veamos eso que era —y para muchos sigue siendo— invisible: la discapacidad.

¿Discapacidad? No sé si es la palabra que deba siempre gravitar alrededor de tu nombre... porque sí eres capaz. Capaz de cambiar el brillo de tus pupilas cuando algo te fascina o cuando algo te cae mal. Capaz de llenar nuestra vida de personas maravillosas. Capaz de derretirnos con una caricia, de esas que te cuestan tanta concentración, trabajo y largos minutos conseguir.

Tengo que serte sincera, Lucca: muchas veces te veo dormir, se me llena de nudos la garganta y lloro.

Lloro porque sé que todo te cuesta y te costará muchísimo.

Lloro porque me parece injusto, porque me enoja.

Lloro para que no me veas llorar, y cuando lo primero que hagas al abrir los ojos sea, como siempre, levantar la comisura de los labios y sonreírme. Eres tan puro, tan lleno de cosas bonitas, que quisiera abrir un agujero para que todo eso pudiera salir: que de repente me despeine un borbotón de palabras con una voz que aún no conozco, que me digas esos te quiero que sólo leo debajo de esas pestañas de abanico que tienes, que te enojes, que grites lo que te molesta, que hagas un berrinche histórico.

Espero que alguna vez suceda.

Pero mientras eso llega, y aunque suene a una paradoja, nunca dejes de caminar, Lucca, de correr, de pelear, de gritar y de bailar, porque ése es tu sello, tu secreto: hacerlo sin que nadie se dé cuenta ni lo vea.

Cuando terminé de escribir esta carta entendí que una de las cosas que más me costaba superar era la imposibilidad de comunicarme con él.

Sí, yo que vivo de la comunicación, para quien la palabra es la herramienta más valiosa, no podía hablar con una de las personas que más amaba en el mundo.

Pero no sólo me refiero a la comunicación con él, sino también a la comunicación con médicos, terapeutas y especialistas de cualquier índole. Algo que no sólo nos sucedía a nosotros sino que desafortunadamente se repite en la gran mayoría de las familias que tienen un hijo con discapacidad.

Hay un "cuidado" con los nombres y los diagnósticos que nunca logré entender. Escuchamos por primera vez "parálisis cerebral infantil" (o, como dicen técnicamente los galenos, PCI) cuando Lucca tenía ya tres años.

Fue en la primera sesión de una nueva terapia de rehabilitación física que íbamos a probar (pasamos por cuatro tipos diferentes antes).

—Después de hacerle varias pruebas, creo que la parálisis cerebral de su hijo afecta sólo su parte motriz, pero no la cognitiva. Es decir, Lucca entiende perfectamente su entorno; será capaz de leer y tal vez interactuar con alguna herramienta, pero a nivel físico la afectación es muy grave. Hay dos clases de PCI: la que produce espasticidad o tensión muscular, y la que genera distonía, es decir, que tiene movimientos involuntarios bruscos combinados con un cuerpo de poca fuerza.

Recordé el diagnóstico que aprendimos de memoria desde que vimos su primera resonancia magnética y me animé a corregirla.

—No, él tiene leucomalacia periventricular bilateral en ganglios basales.

—Bueno, es lo mismo. Sólo que tenemos la costumbre de no llamarla por su nombre hasta que pasan los tres años, para que los padres no se angustien con esas palabras.

¿Qué es entonces la parálisis cerebral infantil?

"Es un síndrome no progresivo provocado por un daño en las áreas del cerebro que se encargan del movimiento. Afecta principalmente el tono (la capacidad de los músculos para trabajar) y la coordinación del movimiento de los brazos, las piernas y el tronco. Esto no conlleva necesariamente que el paciente tenga una afectación en su nivel intelectual", me explicó días más tarde su neurólogo, José Antonio Ibarra.

En su consultorio lleno de peluches y cuadros coloridos aprendimos que hay varios tipos de parálisis: la más común es la que aumenta el tono muscular (se le dice también espasticidad) aunque en otras también existe alteración de los movimientos (atetoide/distónica) o mixta.

"Lucca presentó al nacer un problema producido por alteraciones debidas a la falta de oxigenación. Esto produjo un retraso en el desarrollo psicomotor desde los primeros meses de su vida, junto con la presencia de crisis convulsivas, las cuales requirieron tratamiento farmacológico, además de las terapias físicas.

La evolución de Lucca durante los primeros años de vida siguió el patrón habitual de pacientes con este tipo de lesiones", me recuerda Ibarra mientras lee su expediente. Él comenzó a atender a Lucca inmediatamente después de que aquella neuróloga con poco tacto nos mostrara con esa primera resonancia magnética cómo sería —igual en blanco y negro— nuestra vida con Lucca.

Con esta confirmación quise conocer más casos de niños y adultos con esta discapacidad y conseguí una cita en la Asociación Pro-Personas con Parálisis Cerebral (APAC) en la Ciudad de México. Este centro está en la Doctores, una de las colonias más humildes, con instalaciones desde áreas de rehabilitación física, médica y psicológica, hasta escuela, todo con una humanidad y una calidez que he visto pocas veces. Es una institución que creció con más amor que marketing, donde incluso enseñan oficios a los pacientes para que puedan tener cierta independencia.

La mayoría de los niños y adolescentes que vi recorriendo los pasillos de APAC tenían marcada la cara con un rictus duro, con las mandíbulas abiertas tratando de contener la saliva, con las manos deformadas, con los ojos sin foco y el cuerpo rígido sobre sillas de ruedas que apenas podían contener su tensa y descuadrada fisonomía.

Mientras subía por la rampa piso por piso se me iba cerrando la garganta.

Conocí su escuela, un espacio colorido de aulas pequeñas donadas por empresas que estamparon su nombre en la puerta de cada salón. El piso está tapizado con colchonetas, "para poder bajarlos de sus sillas y cambiarlos de posición, con el fin de que no les duela el cuerpo", me decía Leonor Ortiz Monasterio, presidenta de esta asociación, quien trabajó con cuerpo y alma para que el lugar se mantenga en pie y siga atendiendo cada día a quinientos niños.

Volví a mi casa destrozada: vi el futuro, vi lo que le esperaba a Lucca (y a nosotros). Como siempre, me negué a pensar que lo de mi hijo fuera así. No podía ser.

Nos reunimos con Arturo Pichardo, director médico de la Fundación Teletón. A él lo habíamos contactado desde que Lucca tenía dos años.

Sin espacio para tratarlo en ningún centro Teletón porque sus equipos y capacidad de atención están saturados, decidimos buscar a sus médicos, especialistas y terapeutas fuera de su horario de trabajo. "Es la persona con más casuística en terapias físicas; tiene los archivos de más de veinte mil pacientes. Él debe ser la persona que nos dé los mejores consejos y que nos asesore para sacar a Lucca adelante", dijo Andrés la primera vez que lo buscamos.

Esta vez no citamos a Pichardo para que nos diera la lista de prioridades a tratar, los ejercicios a ejecutar, ni para que nos recomendara la mejor silla de ruedas que debíamos comprarle para los próximos meses. Queríamos que nos dijera cómo sería nuestra vida, nuestro Lucca, en unos años más.

Nos sentamos en la habitación de nuestro hijo, en las pequeñas sillitas de colores que nunca estrenó y que recién me percataba de que jamás podría usar.

—Acabo de estar en APAC y los rostros de los niños que vi no se parecen al de Lucca. ¿Hay alguna manera de medir los grados de esta discapacidad, no sé, alguna numeración, como en los estados de coma? —le pregunté.

—Sí, claro. Dependiendo de la gravedad o del grado de independencia que logran, hay cuatro grados de parálisis, donde 1 es leve, porque el paciente tiene sólo movimientos bruscos, y así van agregándose disfunciones hasta el grado 4, que se considera el más grave porque los pacientes carecen de toda función motora.

—¿Y Lucca qué calificación tiene?

—Sin duda 4. Él no puede hacer nada por sí mismo: ni comer ni masticar; no puede moverse ni voltearse, ni controlar sus extremidades, sostener su cabeza, hablar o controlar sus esfínteres. Además tiene movimientos involuntarios y epilepsia.

—... Pero no es lo que vi hoy. Esos chicos tenían otro aspecto, otra mirada que yo no veo en Lucca.

—Pero así estará. Es momento de que sumen otra terapia a su casa: una psicóloga familiar que los ayude a ustedes, ya no a su hijo.

El Lucca que ven hoy es el que siempre tendrán. Hagan el ejercicio de imaginarse ustedes dos en veinte años con Lucca. Seguramente estarán viendo alguna película, pero él no será muy diferente a como es ahora.

Como en las fases de cualquier duelo, arranqué con la negación: no puede ser, tiene que haber algo que cambie esto: ¿Cambiaremos pañales hasta los sesenta años? Y si nos pasa algo, ¿quién se hará cargo de Lucca con todo lo que eso significa?, repetía como merolico alrededor de esa mesita de la habitación.

Andrés, que siempre es el yin de mi yang, me tranquilizaba con datos: "En pocos años los exoesqueletos que hoy vemos en las publicaciones de ciencia y que cuestan millones de dólares van a ser accesibles, van a costar como un coche. Yo creo que habrá muchos apoyos, muchos inventos que podremos usar".

Me tapé la cara con las manos y volví a ver a los niños de la APAC y la escena que nos dibujó Pichardo. Toda una vida igual que hoy. Porque, como dijo Emily Dickinson: "El para siempre está hecho de muchos ahora".

De la negación pasé al coraje. Les demostraría que nosotros éramos diferentes y que Lucca tendría un futuro fuera del "así es".

Esta misma sensación la había vivido unos meses antes, durante unas vacaciones en Argentina. De visita en mi pueblo, Lucca se enfermó de las anginas (sí, también tenía una vasta colección de alergias que afectaban su sistema respiratorio). La pediatra local lo revisó, le tomó la temperatura y nos recetó un antibiótico.

Mientras escribía su receta nos preguntó cómo íbamos con la discapacidad de nuestro hijo.

Le enumeramos todos los tratamientos que llevábamos a cabo y todas las terapias a las que lo teníamos expuesto (desde física a pulmonar, pasando por lenguaje, deglución y comunicación aumentativa).

"Les pregunto porque yo tengo y he tenido varios pacientes con parálisis cerebral infantil. Al principio los padres, así como ustedes, se desesperan y hacen muchas cosas esperando resultados que nunca llegan. Pasan los años y la mayoría de los niños termina en su cama, postrado. Porque no hay mucho más, sobre todo cuando ya tienen más hijos."

Recuerdo que salí de esa consulta y cerré con un golpe la puerta del auto. "¿Qué se cree esta mujer? Jamás dejaría a Lucca postrado en una cama; jamás dejaría de hacer nada por él. Algún día te juro, Andrés, que lo traeré caminando y se lo llevaré a su consultorio."

A medida que van pasando los años, la vida de un hijo con parálisis cerebral obliga a conjugar muchos verbos nuevos, que los padres de niños "estándar" no se imaginan:

Temblar

Después de que Lucca cumplió un año, le hicimos otra resonancia magnética para ver si aquella lesión que vimos a los pocos días de su nacimiento se había reducido, es decir, si la maravilla de la regeneración natural del cuerpo había logrado cubrir o suavizar las cicatrices que quedaron en su cabeza.

Desafortunadamente no fue así. Y no sólo eso, sino que a los pocos meses regresaron las convulsiones, y con ellas un férreo tratamiento para controlar la epilepsia.

El primer ataque después de haber cumplido un año lo tuvo mientras estaba en la guardería.

Llamaron a Andrés para decirle que Lucca había comenzado a convulsionar y que lo estaban llevando en ambulancia a El Hospitalito del Hospital Español.

A mí me avisaron mientras terminaba de grabar unas cápsulas en Milenio TV (donde había empezado a trabajar tan sólo cinco meses antes). Estaba embarazada de siete meses de Bruno, nuestro segundo hijo, cuando bajé corriendo en tacones los cinco pisos del edificio y sin aliento me subí a al coche para ir a su encuentro.

En el trayecto desde el canal —que está en Morelos y Balderas, en pleno centro de la ciudad— hasta Polanco me encontré con una manifestación de maestros que iba desde El Ángel de la Independencia hasta el Zócalo sobre la avenida Reforma.

La columna avanzaba compacta a la altura de la Glorieta de Colón. No había manera de circular y las vías alternas ya estaban clausuradas por bardas policiales. Recuerdo que sólo atiné a bajarme llorando del auto y pedir a la primera fila de manifestantes que, por favor, me dejaran pasar porque mi hijo iba grave rumbo al hospital.

Nunca olvidaré cómo aquel mar de gente se partió en dos y sin mediar con un solo grito, pude atravesar la marcha completa en segundos. Cuando llegué al hospital, Lucca ya estaba en la camilla de emergencias, la misma donde estuvo decenas de veces más, durante muchas noches en vilo tratando de domar su epilepsia.

Las maestras de la guardería y Andrés rodeaban al enjambre de enfermeras y médicos que trataban de encontrar una vena para canalizarlo. Aquellas sábanas blancas manchadas de su sangre, aquel cuerpo batiéndose con movimientos bruscos terminó por hacerme llorar sin pausa.

Llegó Antonio Ibarra, su neurólogo, y después de revisarlo y de suministrar dosis extra de diazepam para sedar su convulsión, lo siguiente que hizo fue pelear conmigo para que abandonara la sala.

—Estás embarazada; esta situación te está provocando un shock de adrenalina que podría adelantar el parto. Tendremos no uno sino dos que atender en el mismo día.

El nuevo aditivo a su parálisis cerebral ahora era la epilepsia.

Lucca salió de su primera crisis en un par de horas. Y Bruno nació una semana más tarde, prematuro y bañado por aquella adrenalina.

Los electroencefalogramas de Lucca parecían —según los bautizó su papá— un pinito de Navidad, porque mostraban siempre la señal eléctrica desordenada y llena de picos y valles profundos que quedaban registrados en las hojas que aún guardamos. El tratamiento se volvió permanente y las convulsiones, que antes sólo lográbamos contener en aquella prístina camilla de urgencias, comenzamos a resolverlas en casa. La razón de hacerlo en casa era porque ya no éramos sólo tres los que teníamos que salir volando en la madrugada, sino que a la locura de cargarlo convulsionando había que agregar a un bebé recién nacido. También es cierto que a medida que pasan una, diez, cuarenta convulsiones, ya no es el mismo miedo, no es la misma adrenalina y desesperación. Uno ya se acostumbra a actuar con velocidad: uno busca el diazepam, el otro controla el oxígeno y calcula con el cronómetro el tiempo y las zonas que están afectadas (cara, manos, brazos, piernas). Con Andrés aprendimos a actuar como un par de técnicos de F1 en pits. Lo único a lo que no hemos podido acostumbrarnos es al efecto colateral que queda en nuestro cuerpo: duelen los músculos, hay taquicardia y un insomnio inducido para vigilarlo en su descanso artificial.

Comer

La epilepsia fue la que finalmente determinó la manera en la que Lucca iba a comer. Después de una convulsión controlada químicamente, él pasaba hasta dieciocho horas dormido. En ese tiempo no había manera de darle de comer ni de darle agua. La deshidratación posconvulsión era común: luego terminábamos yendo a urgencias esta vez por un suero, para que lograran "levantarlo" por la vena después de la depresión física y la falta de nutrientes. Sus brazos eran una multiplicación de piquetes en distintos tonos de morado y sus huesos se traslucían cada vez más debajo de su débil piel: podíamos hacerle una radiografía con sólo apoyarlo a contraluz en una ventana. Las ojeras y la figura cadavérica nos asustaban más que la epilepsia.

Estaba siempre en el sótano de las métricas de peso y talla que revisaba su pediatra. Su cuerpo siempre estaba frío y se le notaba siempre decaído y cansado.

Pasamos por diferentes nutriólogas, que nos pasaban listados de las comidas más calóricas en menor volumen (porque estaba tan débil que le faltaba energía hasta para tragar).

Lucca tenía otra complicación: era sumamente alérgico a muchos productos, entre ellos la leche (que hubiera sido un excelente aliado en su nutrición). Sólo aceptaba leche de arroz hidrolizado, una fórmula que le aportaba muy pocas calorías.

En muchas ocasiones, el pediatra nos recomendó operarlo y colocarle una sonda, un botón gástrico, por el cual podía ser alimentado con licuados, recibir agua (incluso dormido bajo los efectos de una convulsión) y administrarle el rosario de medicinas que tomaba y que le estaban arruinando los dientes.

¿Por qué si era tan importante que estuviera bien hidratado y alimentado, sabiendo que no lo podía hacer por sus propios medios, no le colocamos ese famoso botón gástrico antes?

Nuevamente por un problema de comunicación o de silos de información fragmentada entre especialistas que teníamos que manejar.

La nutrióloga insistía en que lo íbamos a engordar por boca, que era cuestión de que procesáramos alimentos y calculáramos exactamente cuánto realmente ingería. Llegamos a pesar cada una de las comidas y al final también pesábamos los baberos cargados de puré para restar un valor del otro y anotar en una bitácora diaria la cantidad de gramos consumidos que en realidad había podido tragar. Intentamos desde pequeñas jeringas (las que se usan para insulina) que llenábamos con puré y depositábamos casi en su campanilla para que mecánicamente lo tragara en medio de tos y arcadas. Luego probamos con una mezcla hipercalórica de galletas, miel de maple, leche y sacarosa que convertíamos en pequeñas bolitas que apretábamos en sus muelas tratando de que hiciera el intento de morder.

El pediatra, a sólo un consultorio de distancia, insistía en que la mejor y más segura manera de alimentarlo, hidratarlo y administrarle sus medicinas era con un botón gástrico, un acceso directo al estómago, muy parecido a la válvula de un flotador de alberca.

Pero para su terapeuta físico era casi un pecado, una intervención que iba a jugar en su contra. "Lo que no se usa, se atrofia. Si la boca no recibe "información" y sensaciones con la comida, jamás va a poder hablar". A esas alturas ya no esperábamos ni pedíamos que caminara o moviera su cuerpo; sólo queríamos comunicarnos con él, y si la comida era una vía, íbamos a luchar por mantenerla. Además, agregó su terapeuta, ese botón podía afectar la terapia motriz, porque era algo extraño colocado a pocos centímetros de su ombligo que interferiría en los movimientos boca abajo; incluso ya no podríamos meterlo a la alberca (porque podían presentarse problemas con alguna infección) a pesar de que el agua fuera una de las escasas distracciones que él disfrutaba al máximo.

Cuando ya tenía tres años y medio, una de las tantas veces que lo internamos tras una crisis de epilepsia y deshidratación, el gastroenterólogo nos dijo con un tono entre compasivo y realista: "Si sigue tan desnutrido y deshidratado, si sigue tan sensible ante cualquier enfermedad, al no tener defensas, su hijo puede morir. ¿De qué sirve que traten de hacerlo probar texturas si no tiene energía, si tiene el cuerpo helado y los huesos salidos como un niño de Biafra? ¿De qué sirven sus terapias físicas o la alberca si faltará a la mayoría de ellas porque está débil? Primero que viva, que tenga lo mínimo indispensable de agua y comida, que tenga energía, y luego regresen a la terapia".

Nos quedamos solos en la habitación, con todas las opiniones encontradas, con la lista de los pros y los contras, y a pocos pasos estaba Lucca pálido y ojeroso recibiendo una transfusión de plaquetas para tratar de recuperarlo de su debilidad. Nos abrazamos, lloramos, respiramos hondo y firmamos la orden de cirugía.

Vista a distancia, fue una de las decisiones más difíciles pero más saludables que tomamos.

Cada día molemos una compota de frutas y verduras con pollo, atún, leche, tortillas, azúcar, pasas, jarabe de maíz y aceite de oliva. Se cuela y se divide en tres dosis iguales de 350 mililitros, que serán su desayuno, su comida y su cena.

A pesar de que este método nos obliga a tener todos los ingredientes frescos cada día, licuadora y refrigerador (algo que complica los viajes o las salidas familiares), ese botón le salvó la vida. En menos de un año, Lucca alcanzó el peso y la estatura acordes a su edad, la temperatura de su cuerpo se normalizó, las convulsiones comenzaron a espaciarse y jamás dejó de hacer ejercicios ni de disfrutar de la alberca.

El único efecto colateral son las náuseas matinales. Desde aquella operación hasta hoy, despertamos antes de las seis de la mañana, porque Lucca es como un volcán en la habitación: una bocanada de aire, una serie de arcadas y luego en promedio una hora de vómitos de flema y fluidos que llenan nuestro cuarto —donde todavía duerme— de toallas manchadas y olor nauseabundo.

Estudiar

Buscar una escuela no es fácil para ninguna familia. Hay muchas corrientes de enseñanza y hay muchos modelos. Existen colegios con buenos resultados académicos y otros con gran renombre y ex alumnos famosos. Pero, sin duda, la mejor escuela es la que queda más cerca de la casa.

Sin embargo, encontrar una escuela que sea inclusiva, en pleno siglo XXI, y en una de las capitales más cosmopolitas del mundo es casi una quimera.

Constitucionalmente, "todos los mexicanos tienen derecho a la educación". Y no hay un asterisco al pie que indique que "aplican restricciones en caso de personas con discapacidad".

Es obligatorio recibir a todos los niños, pero cualquier directora que no quiera complicarse mucho la vida, ni complicársela a sus maestros, es el principal obstáculo para conseguir un lugar en un aula.

Comenzamos buscando escuelas privadas cerca de nuestra casa, con la tonta idea de que pagando uno puede tener más oportunidades. Con contactos y "ayuda de conocidos", como funcionan muchos mecanismos en el país, conseguimos una cita en la última gran escuela que nos faltaba por visitar en Polanco. La cita fue para olvidar.

—A su hijo normal podemos recibirlo, pero al otro, al mayor con parálisis cerebral, no. Al menos en primaria no; tal vez en secundaria podríamos considerarlo.

—Pero, ¿cómo va a llegar a secundaria si no cursa la primaria?

—Lo sé, pero ustedes tienen que entender que estos niños, cuando empiezan a darse cuenta de su estado, no se sienten cómodos. No crean que lo hago por discriminación, porque hasta unas alumnas negritas recibí alguna vez en este colegio.

—La Constitución dice que todos los mexicanos tienen derecho a elegir la escuela que quieran...

—Bueno, ya sabe usted cómo somos los mexicanos con las leyes... ¡Como con los huevos!

—¿Cómo?

—Al gusto...

Salí indignada porque acababa de toparme con un obstáculo nuevo: no existe tal cosa como la inclusión educativa.

Lloré las pocas cuadras que nos llevaban de vuelta a nuestra casa, cuando Andrés me pidió: "Si vas a gastar tanta energía en llorar por una directora que no lo merece, mejor usa esa energía para hacer algo contra esto. Aprovechá tus contactos y que eres periodista para lograr que estas injusticias se vean y cambien".

Hasta los cinco años, Lucca pasó todos los días en una guardería que fungía casi como la casa de su abuela. Si bien no era un lugar cien por ciento adaptado o inclusivo, sí fue un sitio que recibió a Lucca con más corazón que método, luego a sus terapeutas y a Claudia, su acompañante terapéutico —lo que muchos llaman sombra—, quien lo asiste en el salón: desde cambiarle los pañales hasta adecuarle los materiales y tomar su mano para pintar un dibujo o pasarle su comida licuada al estómago.

A su modo, completaban y adecuaban los libros y las tareas. Participó en los actos escolares y jamás se perdía un cumpleaños de sus compañeros de salón.

Pero la vida real más allá de la guardería no era lo mismo.

Lucca nunca está solo. En casa se encuentra todo el tiempo con nosotros o con sus incondicionales niñeras de toda la vida —y ex maestras de su guardería—: Nayeli y Erika.

En el salón, sus manos, su voz y sus piernas son las de Claudia. Ella es la encargada no sólo de estar ahí con y para él, sino que es la reina de las adaptaciones: le diseña desde chalecos para su silla de ruedas hasta modelos de sostenes para cuello, pasando por férulas con velcros y bolígrafos que ata a sus manitas para que dibuje trazos en el papel. Claudia incluso inventó una funda para la tina, útil para bañarlo de una manera más "sencilla" (otra tarea que, en este caso, se convierte en una epopeya cada noche). Con un poco de hule espuma y velcro puede hacer maravillas para que Lucca esté más cómodo e integrado.

Justo cuando estábamos en esta búsqueda de un espacio para que mi hijo pudiera estudiar, o, mejor dicho, ejercer su derecho a la educación sin tener que apelar a amigos y pedir favores, se discutía en el país la Reforma Educativa de la administración de Enrique Peña Nieto. El gobierno repetía que era un proyecto con "la escuela al centro", una reforma moderna, de primer mundo, bilingüe y enfocada en hacer pensar y no memorizar a los alumnos. Pero, como en muchos otros ámbitos, se olvidaron del 10% de los estudiantes, es decir, los niños con discapacidad. Ni una línea sobre inclusión había en ese pesado tratado que llevó mucho *lobby* político. Con una colega y gran amiga, Katia D'Artigues, un abogado especializado en derechos humanos, Agustín de Pavia, y otras organizaciones de padres de niños con discapacidad, aprovechamos la oportunidad de la Reforma Educativa para exigir que la ley tuviera un capítulo de inclusión.

En México hay dos sistemas: escuelas regulares y escuelas especiales. Las primeras, para alumnos estándar, y las segundas, para quienes tienen alguna discapacidad.

A mediados de 2016, durante la inauguración de una ampliación del Centro de Rehabilitación Gaby Brimmer, en uno de los pocos actos públicos que incluyeron un discurso de Angélica Rivera, la primera dama anunció que hacía falta más apoyo educativo para los niños con discapacidad, por lo cual trabajaría para aumentar de doscientos cincuenta a quinientos centros de educación especial.

Esto iba a contracorriente con todos los modelos de inclusión que ya están disfrutando otros países y que incluso recomiendan la ONU y Unicef, donde todos los alumnos, sin importar su condición, accedan a los mismos salones, maestros y contenidos.

Armamos una presentación sencilla en la que pedíamos dar marcha atrás a esa iniciativa: no construir doscientas cincuenta nuevas escuelas gueto, sino adecuar espacios y contenidos en las doscientas veintiocho mil escuelas públicas y privadas del país. Fuimos decenas de veces a la sede de la Secretaría de Educación Pública (SEP) en el Centro Histórico, donde sostuvimos reuniones con los subsecretarios de educación primaria, media y superior.

Sólo una vez logramos una junta con todos los responsables de la SEP, incluido el secretario Aurelio Nuño. Fue una noche de junio de 2016, en pleno debate de la reforma y con todo el sindicato de maestros haciendo desmanes a lo largo del país, oponiéndose al proyecto. Llevamos datos, englobamos información sobre discapacidad del INEGI, la Organización Mundial de la Salud y UNICEF. Porque si algo falta en la administración pública, además de voluntad, son cifras. Ni en la SEP saben exactamente cuántos alumnos y maestros con discapacidad hay en todos los niveles. Tampoco hay capacitación formal para apoyar a los maestros con el fin de sumar a estos alumnos a un salón regular, ni tampoco se le da seguimiento a la enorme deserción que hay a medida que crecen.

Hoy 25% de los mexicanos con alguna discapacidad es analfabeto. Sólo cuatro de cada diez niños con discapacidad en edad escolar asisten a una escuela. Y apenas 10% de los alumnos con una discapacidad motriz severa (como la que tiene Lucca) estudia en algún plantel.

Aprovechando estas diferentes fuentes obtuvimos una cifra que sorprendió a más de uno en la Secretaría de Educación Pública: en México hay 1.2 millones de personas con discapacidad hasta de diecinueve años, es decir, en edad escolar.

Es una minoría, sí, pero su impacto es poderoso. Si sólo hacemos una fórmula sencilla, podemos asegurar que cada persona en edad escolar con discapacidad tiene un entorno familiar cercano de cuatro personas. Esto nos da como resultado casi cinco millones de mexicanos que tienen una relación directa con la discapacidad y la educación.

A finales de 2016 nos avisaron que nuestro pedido logró ingresar al cuerpo de la Reforma Educativa.

La propuesta oficial para impulsar el tránsito de la educación especial a la inclusiva fue arrancar con un modelo piloto en doscientas cincuenta escuelas (doscientas de educación básica y cincuenta de media superior y superior). Estos planteles tendrían todo: mejoras arquitectónicas, maestros capacitados, materiales preparados especialmente, y sobre todo, recibirían a directores y a personal de otras escuelas para copiar el modelo y aplicarlo en sus planteles. En la ley hasta se estableció el tiempo que necesitaría la inclusión plena en todo el sistema: trece años. El sistema educativo en el país es grande y complejo: hay treinta y seis millones de estudiantes, dos millones de docentes y más de doscientas mil escuelas.

Nuestro orgullo nos duró menos de un año. En el curso lectivo que comenzó en 2017 fueron "elegidas" esas doscientas cincuenta escuelas, no para prepararlas y ponerlas de modelo, sino que buscaron a las que, solas y como podían, recibían desde mucho antes de la reforma a alumnos con discapacidad y tenían sus propios planes de inclusión. Ninguna nueva.

De igual forma, nunca se publicó el listado de estas escuelas con el objetivo de que los padres pudieran contar con una opción para sus hijos con discapacidad.

Tampoco hubo presupuesto. El pomposo anuncio de la "Estrategia de Equidad e Inclusión" para el cual Nuño sí dedicó un acto multitudinario, arrancó con cero inversión en escuelas de enseñanza media superior y superior, y apenas setenta mil pesos anuales por escuela de educación básica.

Los disruptivos planes de capacitación docente se limitaron a un par de charlas y talleres optativos. Y no hubo una sola escuela con infraestructura renovada y accesible.

¿Cuántos alumnos con discapacidad egresaron en 2017? Sólo novecientos noventa.

De los 1.2 millones de mexicanos menores de diecinueve años con alguna discapacidad y que tienen el derecho constitucional de estudiar, la SEP sólo tiene censados en sus aulas de educación especial a quinientos dieciséis mil. El resto, seiscientos ochenta y cuatro mil alumnos son invisibles a un modelo con mucho ruido y pompa y nula inclusión real.

No había cambiado mucho el panorama desde que Gaby Brimmer puso el tema a discusión hace más de cincuenta años.

Tras probar dos años en preescolar, llevando hasta el sur de la ciudad a Lucca y Bruno a una escuela que afirmaba ser inclusiva (al menos en su departamento de marketing), descubrimos que no era tan así. Atender a niños con discapacidad motriz severa requiere de inversión edilicia, capacitación de sus maestros y directivos, y tener (ante todo) una alta dosis de empatía. No lo conseguimos. Aún falta mucho para que "los Lucca" tengan el mismo espacio, atención y resultado que "los Bruno". Las leyes se pueden cambiar, se puede hasta modificar la propia Constitución y sumar el adjetivo inclusiva a la palabra educación (como un derecho innegable a ninguna persona) pero desde la letra al día a día se necesitan pasar muchas generaciones y mucho cambio de conciencia.

Lucca comenzó la primaria en APAC y Bruno en una escuela estándar.

Con este bautismo de fuego, comencé una nueva faceta que no conocía de mí: la del *lobby* y la de la lucha por los derechos de las personas con discapacidad.

4
EL CANSANCIO

Hay momentos en que todo cansa, hasta lo que nos descansaría.
FERNANDO PESSOA

Decía Ernesto Sabato en su libro *La resistencia* que "no hay otra manera de alcanzar la eternidad que ahondando en el instante, ni otra forma de llegar a la universalidad que a través de la propia circunstancia: el hoy y aquí".

Leo esta frase y se me llena de nudos la garganta mientras aparecen en mi cabeza tantas imágenes y tantos momentos que evocan el cansancio.

Hago el mismo gesto de siempre; el mismo al menos desde que nació Lucca: sumo el labio superior en el inferior, aprieto los dientes, frunzo el entrecejo y sólo dejo abierta una vía de escape: la de los ojos que sueltan las lágrimas más gordas que recuerdo en mi vida. Sin sonido. Sin desmoronarme.

Mientras la vida ocurre, mientras suceden los días y las noches, mientras probamos terapias nuevas, drogas nuevas, rezos nuevos, médicos nuevos, posturas nuevas, comidas nuevas, escuelas nuevas, teorías nuevas, sólo hay algo que se mantiene constante desde que Lucca nació. Es el cansancio.

Está ahí, solapado debajo de las capas de corrector de ojeras que me pongo en la mañana para ir a trabajar; está detrás de los largos suspiros que suelto mientras entorno los ojos hacia el techo cuando alguien me pregunta: "¿Cuántos años tiene tu hijo? ¿Seis? Debe ser un travieso imparable. No paran nunca".

El cansancio está ahí, herrumbrado en cada una de las letras de las palabras "estoy bien" que pronuncio en automático cuando alguien me mira en un día que no tuvo noche ni descanso.

Por mucho tiempo mi estatus en WhatsApp fue "estoy agotada". Y no exagero. Lo estoy.

Cuántas veces sentí la mano de Andrés acariciar mi espalda cuando me derrumbaba ante la pantalla de mi computadora. Porque no me puedo concentrar. Porque no logro ser creativa ni precisa en un texto, porque tengo tanto sueño... porque estoy cansada.

¿Cómo hace el resto de la humanidad? ¿Cómo hacen el resto de las madres para no estar agotadas? ¿Cómo pueden otras familias seguir de pie?

Tengo un cansancio viejo, un cansancio permanente, un cansancio con retroactividad y sin fecha de vencimiento.

No es lo mismo estar cansada por atender a un hijo enfermo, porque una sabe que en algún momento se curará y se acabará la fiebre, la gripe, la alergia, la varicela o la enfermedad que padezca.

La discapacidad es de todos los días, a toda hora y para siempre.

Y el cansancio que experimento está tan profundamente tejido en mis días y en mis horas que incluso me cuesta trabajo definirlo. Es ese raro cansancio que viene teñido de incertidumbre, de no saber cómo será la vida de mi hijo, pero tampoco de cómo será la nuestra, la del resto de la familia. De no saber cómo será el día de hoy ni cómo será la noche, por más tranquilo que haya transcurrido el día.

Porque todo pasa. Porque los planes son inútiles, porque hay que estar alerta para lo peor siempre.

Como despertar en la madrugada de un salto porque Lucca se ahoga.

Explotar de una sola taquicardia porque esta noche sufrió una convulsión y hay que mirar el cronómetro del reloj y poner al niño de costado mientras alguno de los dos corre sin sangre al gigante botiquín de medicinas a buscar una jeringa y un diazepam. Porque los dos sabemos, como un equipo SWAT, que si no se resuelve todo —si Lucca no supera el trance de esa crisis—, la adrenalina deberá alcanzarnos para alzarlo y subirlo al auto en pleno tembleque, sin perder de vista el color de los labios ni el de las uñas (que no deben ponerse azules porque eso significa que falta oxígeno). Pero también debe alcanzarnos para sacar a su hermano Bruno de su cama, envolverlo dormido, sentarlo en su silla y manejar a toda velocidad al hospital.

Estoy cansada, después de más de siete años de tener que saltar de la cama como un resorte de juguetería porque una arcada de Lucca es el prólogo de una catarata de vómitos interminables (por eso hay una colección de toallas permanentes al lado de mi cama, en ese lugar donde otras madres sólo acomodan sus pantuflas).

Porque ese olor y esas flemas las tengo incrustadas en el interior de la nariz; porque, a pesar de los cientos de veces que se repite esta escena, parece que nunca estoy preparada y al final termino como quien corre un maratón: con dolor en el cuerpo, con angustia, con cara de "¿qué se puede hacer para que esto no pase?"

Y pasa.

Pasa en mi casa desde hace más de mil mañanas (sí las conté). Pasa en el auto, donde también tenemos un juego de toallas y de ropa extra. Pasa en la escuela, pasa en los vuelos, pasa en el auto, pasa todo el tiempo.

Recuerdo que el día que entraron a la nueva "escuela grande", cuando dejaron la guardería, Lucca con cinco años y Bruno con tres, teníamos todo listo: las mochilas y sus uniformes con sus nombres y hasta la locura de hacer todo casi dos horas antes porque no sólo comenzaban a entrar más temprano, sino que debíamos cruzar la ciudad hasta el Pedregal.

Ese día Pablo, un socio de Andrés, los acompañaría porque después de dejar a los niños en la escuela irían juntos a una reunión de trabajo. Aún recuerdo su cara de pavor cuando nos vio hacer el ritual matutino de bajar a Bruno primero y luego a Lucca con su silla de ruedas, su silla postural para el aula, su enorme mochila con toallas, su ropa extra y sus férulas para los pies.

Corríamos con Andrés para subir todo al auto porque el tiempo corría más rápido, y bastó que lo sentáramos después de toda esta parafernalia para que vomitara todo el desayuno sobre su recién estrenado uniforme.

Recuerdo que Pablo salió rápidamente del auto, se puso en una esquina del patio a ver cómo los dos, sincronizados, bajábamos a Bruno y lo cambiábamos de auto, y mientras Andrés limpiaba la silla especial para auto de Lucca para colocarla en el otro carro, yo llevaba a Lucca adentro y en el piso de la sala lo cambiaba como podía, tratando de quitarle las bolas de comida fermentada en el cabello (no nos daba tiempo bañarlo), le ponía ropa "parecida" al uniforme, y lo subía al otro auto con una toalla amarrada al cuello.

Ellos se fueron y yo me senté en el piso de la sala, en el mismo lugar en el que estaba el cúmulo de ropa maloliente. Y lloré.

Andrés, mudo, con el ojo clavado en la calle, sólo escuchó decir a Pablo: "¿Así es tu vida cada día? ¿Cómo aguantan esto ustedes dos?"

Nadie sabe cómo es exactamente nuestro día a día. No son sólo las toallas.

No son sólo los diazepam, las jeringas y las convulsiones.

Cada una de las pequeñas y domésticas cosas del día (dormir, comer, subir, bajar, bañarse, trabajar, entretenerse) son un Everest.

Nada es simple; todo requiere "adecuaciones" y, por sobre todas las cosas, paciencia.

Todo cuesta el doble o más. Una vez leí que tener un hijo con discapacidad era como tener triates, porque generan el triple de costo, energía y tiempo.

Leído así, suena simple.

No lo es. Nunca lo fue.

Ir a trabajar cansada es algo que a las madres "estándar" les puede ocurrir algunas veces. A mí me pasa todos los días.

Sonreír y decir que todo está bien es una muletilla que algunos hacen de vez en cuando. A mí me pasa todos los días.

No tener tiempo de hacer planes (ni ganas, porque se rompen) es parte de mi vida.

Pedir perdón por llegar tarde, por tener el saco manchado de vómito, por no cumplir con un pendiente es algo tan común para mí.

Estoy cansada de las miradas de lástima que da la gente que te ve empujando una silla de ruedas con un niño que no sostiene su cabeza ni sus brazos.

Estoy cansada de pelearme en cualquier lugar (público o privado) porque no hay rampas, ni lugar donde cambiar el pañal a un niño de seis años.

Estoy cansada de la falta de sentido común de quienes no entienden que un niño con discapacidad es una enorme succionadora de energía. Estoy cansada de las frases hechas, de que nadie piense antes de decirlas y que mencionan porque parecen las correctas: "Dios le da las peores batallas a sus mejores soldados", "Son ángeles que eligen a los padres con quienes van a vivir", "Estos niños son una bendición".

Estoy cansada de que me digan que soy una guerrera porque todos los días trato de salir adelante como puedo y con lo que tengo.

No necesito su admiración, su compasión. Necesito descansar.

Y en pos de ese descanso para mí (suena egoísta, ¿verdad?) y para Andrés y para Lucca y para Bruno busco, sin descanso, cualquier cosa que me dé una esperanza.

No de cura, porque ya me dijeron que esto es irreversible, sino de tiempo.

Una esperanza que me proporcione un par de horas de sueño sin sobresaltos.

Eso, tan simple, tan humano y tan normal, es lo más atípico de mi vida, de estos últimos siete años de mi vida.

5
EL CYTOTRON, FABRICANTE DE CÉLULAS Y ASESINO DE TUMORES

Todas las verdades son fáciles de entender una vez que han sido descubiertas; el punto es descubrirlas.
GALILEO GALILEI

En octubre de 2014, después de terminar mi primera llamada telefónica con el Dr. J., este médico mexicano arrancaba otro día en Bangalore, donde un científico muy disruptivo estaba logrando resultados increíbles en el tratamiento de tejidos humanos. Se trataba del doctor Rajah Vijay Kumar.

¿Cómo descubrió este mexicano una tecnología tan revolucionaria del otro lado del mundo y que ahora nos ofrecía para Lucca?

Meses antes de aquella inolvidable llamada con Jesús Vizcarra, el Dr. J. asistió en Maryland (donde radica desde hace algunas décadas) a un foro de salud donde se presentaban nuevos dispositivos médicos. Allí un matrimonio indio —John y Meena Augustus— dieron una clase magistral sobre el Cytotron. Ambos son amigos de Kumar desde hace más de veinticinco años. John lo conoció cuando era asesor de Tecnología de Defensa del gobierno de India y Kumar había desarrollado un aparato para diagnósticos cardiovasculares exprés para pilotos de aviones de combate.

Meena es médica y científica con una larga carrera en India, Alemania, Francia y Estados Unidos tanto en investigación como en tratamiento de cáncer. Ha sido asesora en soluciones de nanotecnología aplicadas a terapias oncológicas para el National Cancer Institute (NCI), que forma parte de los institutos de salud estadounidenses. Ha sido el brazo médico en muchas de las especificaciones para tumores del Cytotron.

Ambos se convirtieron en socios de Kumar y los representantes de sus invenciones en América.

El Dr. J. quedó impactado con las soluciones tecnológicas que ofrecía esta máquina en temas de cáncer. Consiguió inversionistas en México para comprar un par de Cytotron y comenzar a probarlos en Occidente. Además del dinero y una nueva sociedad para importar este dispositivo, el Dr. J. coordinó un viaje a Bangalore con los Augustus para acompañar a un paciente con cáncer —que sus socios mexicanos le pidieron que ayudara— y así conocer en vivo y en directo cómo funcionaba el Cytotron.

Desde mediados de los años ochenta el ingeniero Rajah Vijay Kumar logró obtener respuestas a muchas dudas sobre el funcionamiento del cuerpo humano, más específicamente sobre qué detona el comportamiento de las células (porque algunas dejan de crecer y otras crecen de manera desordenada) y cómo interferir o apoyarse en ellas para lograr curar ciertas enfermedades o trastornos sin recurrir a soluciones químicas, como las medicinas. Una de sus genialidades consistió en dejar de ver a los seres humanos como un elemento solamente biológico y entender sus mecanismos desde el punto de vista de la ingeniería, la física y hasta la energía eléctrica. "El cuerpo humano es extremadamente complejo. No podemos analizarlo sólo desde un único punto de vista, ni desde los procesos químicos de su funcionamiento ni desde la física. Si somos sensatos, sabemos aún muy poco sobre cómo funciona nuestro cuerpo", me dijo cuando lo conocí y lo bombardeé de preguntas sobre su trabajo. Él decidió salirse de la creencia de que hay un especialista para cada cosa (una postura lineal) para comenzar a vincular diferentes especialidades: física, química, biología y otras ciencias para enfocar y encontrar respuestas sobre el cuerpo y sus problemas, de una manera multifacética.

Y Kumar pudo hacerlo porque él mismo es un "científico orquesta" que cursó carreras universitarias en física, química y matemáticas y posgrados específicos en microelectrónica, biofísica y radiobiología. "Yo creo que nuestro cuerpo es una máquina nuclear: venimos y vamos a regresar al Sol. Toda forma de vida es nuclear y si es nuclear, la puedo controlar, puedo controlar sus elementos", dice mientras hace cálculos en un pizarrón blanco de la sala de juntas de su centro de investigaciones en Bangalore.

"Para mí no hay nada imposible. Para mí todo tiene una alta probabilidad. No creo en enfermedades o trastornos incurables, sino que aún no han sido investigados. Somos parte de la naturaleza y la naturaleza es perfecta." Kumar investigó el funcionamiento de las células madres o progenitoras, pero no como se comenzó a usar hace algunos años al "inyectar" células madre en el cuerpo, sino al despertar a las que están dentro de nosotros. "Todo nuestro cuerpo son células madre por eso logramos que crezca el pelo, las uñas, la piel y hasta que se regenere solo el hígado", dice Kumar.

Todas las células que forman nuestros órganos se originan a partir de células madre. Se diferencian y las células resultantes se convierten en células específicas de tejido, formando el cerebro, los pulmones o la médula ósea. Sin embargo, con la edad, las células madre de los organismos vivos pierden su capacidad de seguir regenerándose. Muchas caen en un estado permanente de quietud, como las de los cartílagos, los huesos y el sistema nervioso. "Pero existen en todos los órganos las células madre necesarias para repararnos, sólo hay que ubicarlas y darles la señal externa de volver a trabajar —explica—; mi razonamiento fue éste: somos seres biológicos, tenemos un cuerpo y cada célula está hecha de genes. Los genes están hechos de ADN y el ADN tiene la información para fabricar otros componentes necesarios para el crecimiento como son las proteínas. Todo está bellamente vinculado en un programa hermoso y perfecto. Hay que actuar cuando este programa se malinterpreta y se generan problemas de salud."

Además de centrar sus investigaciones en las células madre y las proteínas también las vinculó con la electricidad del cuerpo, un sistema que funciona muy bien en nuestro organismo que tiene más de 70% de agua.

Kumar siguió de cerca las investigaciones de Robert Becker (el autor del libro *El cuerpo eléctrico*), un pionero en el campo de las corrientes eléctricas para curar tejidos en seres vivos. También conocía el trabajo de Andrew Bassett, un cirujano ortopedista de Columbia, quien en la década de los setenta logró usar frecuencias electromagnéticas para soldar huesos quebrados.

Buena parte de su teoría la resume en su libro *Cytonics. El misterio de la célula viviente*. Según Kumar, hay muchas estructuras celulares que operan como componentes electrónicos, y si los tejidos biológicos pueden recibir, transformar y transmitir electricidad, sólo hay que replicar los conocimientos de ingeniería eléctrica del mundo físico al cuerpo humano. Las células conducen electricidad, crean campos eléctricos y funcionan exactamente como generadoras eléctricas y baterías humanas.

Allí explica que los receptores de la membrana de una célula funcionan como un conversor de energía de cualquier objeto eléctrico, que el ADN dentro de la célula es el equivalente a una bobina eléctrica y que las propias células y los componentes del citoplasma tienen las mismas funciones de un condensador eléctrico.

Incluso Kumar consiguió medir la carga de las células (dentro y fuera de su membrana) y descubrió que la intensidad de la energía de los tejidos sanos *versus* los tejidos dañados era diferente. En una célula normal, el potencial eléctrico (la carga) de su membrana es de sesenta a cien microvoltios. Una célula cancerosa tiene de cuarenta a sesenta microvoltios; una cicatrizal que se forma sobre una herida, veinte; y una célula muerta, cero.

Por primera vez, por ejemplo en el caso del cáncer, se logró conocer que esas células que comienzan a crecer de manera desordenada y agresiva no sólo producen cambios químicos en el tejido sino que generan también cambios eléctricos.

Ésta es la compleja base de su invento más fascinante : la *Resonancia Magnética Nuclear Cuántica de Campo Rotacional* (RFQMR, por sus siglas en inglés), o, como él la bautizó de manera más simple: Cytotron.

En 2014 ya llevaba treinta años perfeccionando esta máquina, un gran cilindro metálico que pesa dos toneladas, que mide cuatro metros y medio de largo por uno y medio de alto, que está recubierto en su interior por más de ochocientos cañones —unos tubos de unos 5 centímetros de diámetro—, que emiten ondas electromagnéticas y que pueden producir un efecto específico en cada célula.

Kumar llegó a resumir este invento como "la nueva droga electrónica no tóxica".

Dentro del Cytotron

El Cytotron es una máquina muy parecida a un resonador magnético; se combinan los principios de la resonancia magnética y de la radiofrecuencia (en un rango exactamente entre las frecuencias de radio AM y FM) que no es dañina para el cuerpo humano.

La terapia se divide en sesiones de una hora durante veintiocho días. La duración fue también parte de sus años de experimentación: es la cantidad de días precisos para conseguir los cambios celulares correspondientes y ver resultados en los pacientes.

Kumar logró que estas señales de radiofrecuencia sean controladas y moduladas apropiadamente para alterar el potencial transmembrana celular (la diferencia de voltaje eléctrico que hay dentro y fuera de una célula) y luego aprovechar esa "apertura" para estimular ciertas proteínas específicas (las grandes guías de las funciones celulares) para que realicen una tarea determinada.

Kumar desarrolló este método no invasivo de modulación magnética y radiofrecuencia para manipular la pared celular y a las proteínas, que —según su teoría— son las responsables de muchos trastornos que ocurren o se desatan dentro del propio cuerpo y con sus propias células como el cáncer, la diabetes, la pérdida de cartílagos, la parálisis cerebral o el Alzheimer.

Si fuéramos una computadora, esta señal del Cytotron funcionaría como el *reset* que se aplica cuando hay un error operativo: se apaga el sistema y se reinicia para que vuelva a funcionar correctamente. Una proteína que se encargaba de obligar o de guiar al páncreas a que genere insulina lo vuelva a hacer; o una proteína que está vinculada a una neurona le recuerda su pasado como célula progenitora y activa nuevamente esa capacidad de reproducirse.

El Cytotron es dual: su mecanismo de señales permite tanto regenerar tejidos como degenerarlos.

En el caso de un tumor, por ejemplo, las señales magnéticas indican a la proteína específica (en estos casos la P53) que regrese a su función de controlar el crecimiento de las células. Cuando esto ocurre, el tumor, ese crecimiento desordenado e innecesario de células, se queda en su tamaño —ya no tiene ese mensaje interno de crecer— y, como en cualquier otra parte del cuerpo, aquello que no crece y no tiene vida se desecha.

Antes de que un paciente tome una terapia en el Cytotron, debe realizarse una resonancia magnética.

En realidad, Kumar y su equipo de científicos sólo usan "el negativo" de esta imagen de los tejidos. Lo llaman "mapa de protones" porque muestra la concentración de hidrógeno que hay en el área por tratar. El hidrógeno es la molécula más simple y más abundante en nuestro cuerpo.

"Toda forma viviente en este planeta es nuclear y ya sabemos cómo controlar sus elementos. Las células del cuerpo, por ejemplo, están compuestas de materia, y la materia está formada por átomos con componentes que tienen diferentes cargas: los electrones con carga negativa, los protones con carga positiva y los neutrones. Si ya sabemos cómo funciona la electricidad podemos aplicar lo mismo a las células del cuerpo. Los humanos somos en realidad un sistema electroquímico", dice el científico.

Recuerdo haber anotado este concepto rápidamente en mi Moleskine mientras Kumar lo dibujaba sobre un pizarrón en su oficina en Bangalore tratando de explicarnos a Andrés y a mí, con una lógica casi infantil, cómo se le ocurrió la idea de entender e influir en los elementos responsables de su funcionamiento en el cuerpo humano. "La mejor manera de comunicarse con una célula y con una proteína es con este tipo de frecuencia de alta intensidad y polarizada que puede ser codificada de una manera muy precisa. El Cytotron regula proteínas", me volvió a explicar ante mi mirada perdida entre tantos datos y términos científicos.

Lo que Kumar logró fue aplicar los principios de la electrónica de los objetos a las moléculas. "Si todas las reacciones químicas y mecánicas del cuerpo son electromagnéticas a nivel atómico y celular, modificando este último factor se logran cambios", reza el manual del Cytotron.

El debut de este dispositivo lo realizó con "condrogénesis", es decir con la regeneración de los cartílagos de las articulaciones, un tejido que hasta ahora no crecía por sí mismo. Luego continuó con degeneración de tejidos tumorales y en los últimos cinco años se enfocó en usar la misma lógica y el mismo método en el sistema nervioso.

Engañar al cerebro

Todo el cuerpo tiene la capacidad y el reflejo de regenerar tejidos. Si no, no podríamos crecer ni tampoco cicatrizar una herida. Los científicos descubrieron células progenitoras en todos los tejidos del cuerpo, listas para entrar en acción y reparar un daño físico provocado por una enfermedad o por un accidente.

Incluso se encuentran en el cerebro. Pero en este órgano en particular existen alrededor de cuarenta factores químicos o señales que le impiden activar su capacidad de regeneración celular. Que las neuronas no se renueven responde a una "decisión" evolutiva: si nuestro cerebro regenerara su tejido al ritmo de lo que lo hace el hígado, probablemente tendríamos que volver a aprender a hablar o a caminar varias veces en la vida. También perderíamos los recuerdos almacenados en la memoria.

El cerebro no es un órgano "listo para usar", como una computadora que acabamos de sacar de su caja, sino que va construyéndose a sí mismo con aprendizaje. Los bebés nacen con una tercera parte de las conexiones y la sinapsis de un niño de dos años. El cerebro se construye a sí mismo, se habla a sí mismo, recibe información externa y vive la mayor parte del tiempo ordenando y cableando su estructura. Como si fuera un científico, el cerebro todo el tiempo plantea hipótesis (toma decisiones), reúne datos (aprende de experiencias previas) y llega a conclusiones fundamentadas. Una de las bellezas del cerebro es su habilidad para autoentrenarse. Todo el software de esta computadora que llevamos sobre nuestros hombros no puede reemplazarse sin perder los archivos que tenía. Pero esto no quiere decir que aún no tenga en su interior células progenitoras listas para hacer su trabajo de reparación de tejidos. "Existe el dogma de que una vez que mueren las células del cerebro nunca más se reemplazan", nos explicaba Kumar cuando comenzamos a ver cambios en Lucca durante el primer tratamiento. Y hay un factor extra: la función y la habilidad de una neurona dependen de la región del cerebro donde se encuentre. A pesar de que son millones de células, cada una tiene una "especialidad", al igual que sus vecinas.

Por eso muchos experimentos sobre inocular células madre de alguna parte del cuerpo en zonas dañadas del cerebro no han tenido éxito, porque se trata de células inmigrantes, introducidas en un país donde no conocen ni el idioma, ni a los vecinos ni cómo se trabaja allí. En el caso de la terapia del Cytotron, la señal externa y magnética de "despierten y hagan su trabajo" llega a las proteínas de las neuronas que se encuentran alrededor del área dañada, con lo cual saben exactamente qué función cumplirán una vez que hayan multiplicado el tejido y cubierto el área dañada.

Durante veintiocho días, con sesiones de una hora, el tratamiento del Cytotron por un lado inhibe las señales de que "no deben crecer" y por el otro lado activa las proteínas en las células progenitoras para que puedan parir hijas. Terminado el *shock* magnético, también termina la orden de multiplicarse y con esto se garantiza que las células crezcan lo necesario y no continúen con la división celular que podría generar un tumor.

"Una vez creado el nuevo tejido hay que dejar que la naturaleza siga su curso y comiencen a formarse más y más conexiones que permitirán recuperar o generar funciones que no tenía el cerebro", dice Kumar.

¿En qué casos es útil esta terapia? Cuando alguna lesión provocó pérdida de tejido neuronal, como en un accidente cerebrovascular o en casos de parálisis cerebral, como Lucca.

Pero también es un nuevo recurso para renovar el tejido que se va perdiendo a medida que envejece el cerebro y con ello el deterioro de algunas funciones, como en el caso del Alzheimer.

Así, con electromagnetismo y un profundo conocimiento de cómo funciona el cuerpo, no sólo desde el punto de vista biológico, Kumar logró engañar al órgano más inteligente del cuerpo, esa intrincada y laberíntica superficie gris perla que nos permite comunicarnos, aprender, soñar, movernos, amar, comer, crecer, deprimirnos e imaginar mundos maravillosos o soluciones increíbles.

6
INDIA, TAN LEJOS Y TAN CERCA

La esperanza es un estimulante vital,
muy superior a la suerte.
FRIEDRICH NIETZSCHE

Desde el momento en el que supimos del tratamiento experimental indio para regenerar tejido neuronal que podría ayudar a Lucca hasta que pisamos por primera vez el aeropuerto de Bangalore, pasaron treinta y dos meses.

Durante más de dos años y medio tuvimos que esperar la oportunidad para someter a Lucca a los veintiocho días de terapia que requiere cada tratamiento en el Cytotron.

Si la incertidumbre es difícil de gestionar, también lo es la esperanza de una solución, que tardó más de lo que esperábamos.

"Quiero que vean estos videos de otros pacientes para que entiendan un poco la velocidad a la que se ven resultados positivos con este aparato", nos dijo el Dr. J. durante un desayuno en un hotel de Santa Fe. Había pasado apenas una semana desde aquella llamada que nos puso en contacto con él en India. Durante los días posteriores hubo largas charlas telefónicas previas, donde él, desde su casa cerca de Washington, nos proporcionaba pequeñas migajas de información técnica acerca de este complejo invento.

Cuando abrió su laptop en la mesa del restaurante, lo primero que vimos fue el video de un joven indio de unos veintitantos años de edad que a los doce se había ahogado en la alberca de su casa y lo revivieron cuando lo sacaron del agua. Ese accidente lo dejó en estado vegetativo durante una década. Su mamá nunca se resignó a "desconectarlo" y lo mantenía a fuerza de un respirador artificial, suero y fe.

El video casero mostraba cómo, casi al final de los 28 días de sesiones en el Cytotron, este flaco y pálido muchacho iba despertando y moviendo los ojos; pedía que le quitaran el tubo que tenía en la garganta para poder respirar; vimos cómo le resbalaban lágrimas en su angulosa cara cuando reconoció a su mamá y cuando le pidió, por primera vez desde su adolescencia trunca, que le diera un poco de café con leche. Este paciente de Nueva Delhi había sufrido falta de oxígeno en el cerebro —hipoxia—, como Lucca, la cual le dejó como secuela una enorme área dañada en el cerebro. Sin duda, su daño fue mucho más severo, pero el hecho es que había resucitado; él, con un accidente y una situación más frágil que la de Lucca, había recuperado funciones. Parecía el tráiler de una película de ciencia ficción de la cual también queríamos formar parte.

Realmente ni Andrés ni yo dábamos crédito a lo que veíamos. El siguiente video fue mucho más revelador, no sólo por los resultados, sino por el protagonista. Era Bruno Ferrari, el ex secretario de Economía del sexenio de Felipe Calderón.

Él, durante las últimas semanas de su gestión en noviembre de 2012, regresaba de una reunión en Ginebra, cuando sufrió una trombosis cerebral en pleno vuelo, cuarenta minutos antes de aterrizar en el aeropuerto internacional de la Ciudad de México. Un escolta del Estado Mayor Presidencial lo escuchó caer en el baño, lo sacó y en andas lo bajó del avión para llevarlo de inmediato al Hospital Militar donde lo sacaron de la crisis. Pero ese accidente cerebrovascular lo dejó con el lado izquierdo de su cuerpo muy afectado y con poca movilidad.

Su familia —su esposa y sus hijos— ya vivía en Boston y se mudó con ellos. Una mañana, en el baño de su casa la falta de estabilidad le jugó una mala pasada: se resbaló, se golpeó en el lavabo y luego cayó sobre la báscula. Ese golpe le generó un hematoma subdural en el lado derecho de la cabeza (en el mismo lugar donde había ocurrido su trombosis meses antes).

Con menos movilidad y con la epilepsia que dejó su accidente doméstico regresó a la Ciudad de México a principios de 2014.

Nuevas terapias de rehabilitación y mucha contención le permitieron mejorar lo indispensable para regresar a trabajar a Vector, la Casa de Bolsa del empresario Alfonso Romo.

Ambos trabajaron juntos antes de su paso por la función pública. Ferrari fue presidente y CEO de la empresa de biotecnología de Romo, Seminis Vegetable Seeds, y estuvo a cargo de la expansión internacional de esta empresa tan innovadora que terminó siendo comprada por Monsanto. Yo lo entrevisté muchas veces mientras era secretario de Economía, porque, como editora de una revista de negocios como es *Expansión*, era una fuente recurrente, tanto por su puesto como por los avances de ProMéxico, el *think tank* de atracción y promoción de inversiones que creó en 2007.

Alfonso Romo recordó por esos días que le habían hablado de un centro de investigaciones en India donde había una máquina muy innovadora que trataba tejidos dañados. Allí invirtió dinero otro mexicano, el empresario Carlos Autrey (ex dueño de la distribuidora de medicinas Casa Autrey). Autrey le confirmó que estaban apostando por este dispositivo tan revolucionario como desconocido y le prometió ayudarlo a tomar el tratamiento, sólo que antes debía contar su caso completo a su socio médico en este proyecto, el Dr. J.

Pocas horas más tarde lo llamó y comenzaron a organizar el viaje a India. Años más tarde, atando cabos de esta historia y sus vericuetos casuales, descubrí que era ni más ni menos que Bruno Ferrari quien estaba junto con el Dr. J. en Bangalore tomando el tratamiento, en el mismo momento que con Jesús Vizcarra le llamamos por primera vez en aquel inolvidable desayuno en octubre de 2014. Las "pruebas" que estaban realizando en pacientes con daños neurológicos ocurrían con otro mexicano.

En el video que registró día a día las veintiocho sesiones de su tratamiento lo vimos evolucionar desde que llegó con dificultades para caminar, con flacidez en todo el lado izquierdo del cuerpo, hasta lograr manejar sus dos manos con comodidad e incluso dar saltos con manos y pies. Con mejor voz y modulación, el último día grabó un saludo en inglés para el inventor del Cytotron, el doctor Rajah Kumar.

Mientras el Dr. J. apagaba el video, nos dijo: "Éstos son los primeros pacientes con los que estamos experimentando a nivel neurológico. Hasta ahora el aparato tiene sólo autorización para ser usado en regeneración de cartílagos y huesos y para deshacer tumores en fases avanzadas. Todo lo demás es meramente experimental. Les recomiendo que busquen a Bruno Ferrari y que él les cuente de su experiencia".

Y eso hicimos. Es curioso que el destino otra vez fuera dejando pequeñas señales, encuentros y reencuentros, que estaban misteriosamente reservados para que, en el momento exacto en el que se develaran, parecieran una casualidad. Y uno, en la desesperación de encontrar una respuesta positiva, una esperanza, se aferra a las coincidencias más insólitas como una señal divina.

La última vez que entrevisté a Bruno Ferrari como secretario de Economía estaba embarazada ni más ni menos que de Lucca y él me contó anécdotas de sus hijos cuando eran bebés y de lo complicada que es la vida con ellos al inicio.

Hubo más señales y casualidades que apuntaban a que volveríamos a reunirnos con él.

Cuando finalmente lo ubiqué en Vector, pasé varios días hablando con su secretaria, Julie, para concertar una reunión. El día que llegamos a la cita, mientras le agradecía el espacio, Andrés se quedó mudo y ella también: habían sido novios doce años atrás.

Nos sentamos con Ferrari, quien nos recibió con un andar cansino pero seguro. Si bien el Cytotron le devolvió muchas funciones motrices que perdió tras sus accidentes, aún continuaba con epilepsia y seguía con rehabilitación física permanente.

"¿Tu hijo se llama Lucca? Mira, qué curioso, es el mismo nombre del pueblo de mi padre en Italia. Ahí seguimos teniendo una villa que visitamos cada año", nos dijo mientras mentalmente seguía enumerando casualidades.

"¿Y sabías que mi padre vivió en Argentina y fue atleta medallista? Cuando estalló la Segunda Guerra Mundial la familia lo envió a tu país para que se salvara, y allá el propio presidente Juan Domingo Perón le dio la nacionalidad inmediata porque él era gimnasta, una disciplina en la que se necesitaban más deportistas para brillar con muchas medallas en los primeros Juegos Panamericanos que se organizaron en tu país", agregó mientras tomaba con seguridad la taza de porcelana donde tomamos café.

De hecho en esas competencias conoció a la que sería su madre, una mexicana que formaba parte de la escuadra de nado sincronizado. "Sin Argentina, mis padres no se hubieran cruzado nunca ni tampoco se hubieran mudado juntos luego a México, donde armaron nuestra familia."

"¡Y tu segundo hijo se llama Bruno, como yo!" Ya adentrados en su experiencia en India, no dudó en recomendarlo de inmediato.

"No saben lo que es Kumar y su máquina y todos los demás inventos que ha patentado. Yo vi cosas increíbles cuando estuve en Bangalore. No sólo a ese joven que despertaron del coma y que seguramente vieron en video, sino que incluso vi cómo a un ganso de su granja le soldaron mágicamente el ala rota dentro del Cytotron. Si fuera mi hijo, no lo dudaría ni un momento. Váyanse a India."

Nosotros ya no teníamos dudas. Aun si no nos hubiéramos reunido con Bruno Ferrari, el hecho era que queríamos ir a probar esa rara, inédita y experimental terapia. Todavía no alcanzábamos a entender muy bien la tecnología detrás de este invento, pero ni siquiera eso nos quitaba la ilusión de que Lucca tuviera los mismos resultados que estábamos viendo.

Pero llegar a India fue una odisea. La ciudad de Bangalore estuvo por años mucho más lejos de lo que inocentemente veíamos en el mapa.

Comenzamos un periplo de veintiséis meses entre picos y valles de esperanza y entusiasmo, angustia y frustración.

Debería ser un delito jugar con las ilusiones de una familia que busca desesperadamente una mejora para la salud de sus hijos.

Visto a la distancia y revisando uno a uno los mails y mensajes que intercambiamos con el Dr. J. desde el primer día, entiendo que su única aportación en estos cinco años fue la de darnos el contacto del doctor Rajah Vijay Kumar.

Dr. J

¿Por qué decidí ponerle un seudónimo antes que su nombre real? Porque fueron tantas las mentiras, tanta información incorrecta, tantas actitudes poco profesionales y hasta anécdotas falsas puestas a su favor, que no creí prudente dejarlo en evidencia ni adjudicarle méritos que no le son propios.

Con mi curiosidad compulsiva muchas veces le pregunté cómo había conocido a Kumar y al Cytotron, estando uno en Estados Unidos y el otro en India. Me relató una romántica historia donde él llegó hasta Bangalore por recomendación del doctor Raymond Vahan Damadian (inventor del primer resonador magnético en los setenta y amigo de Kumar) para continuar con sus investigaciones sobre regeneración de neuronas.

Nacido en México, al recibirse de médico consiguió una beca para hacer una especialidad en Estados Unidos.

Por años creí que efectivamente era un científico dedicado al estudio de las funciones del sistema nervioso y la neurogénesis, y que por décadas ocupó algún laboratorio cerca de Washington. Nada más lejano a esa imagen.

También dábamos por hecho que era socio de Kumar en todos los tratamientos del Cytotron para trastornos y enfermedades cerebrales.

En realidad toda las aplicaciones y usos del aparato han sido gracias a las investigaciones exclusivas de Kumar. "Científicamente no tenemos nada que ver", me confesó en nuestro último viaje a India.

Desde 2014 a la fecha el Dr. J. sólo ha llevado a muchos pacientes con diferentes dolencias a Bangalore, y entre tantos viajes logró quedarse con la exclusividad para hacer las pruebas médicas previas que necesita el Cytotron en cualquier país, con el objetivo de que sea aprobado por las autoridades de salud y que cuente con ese aval para que pueda ser recetado como terapia. Pero sólo para tratamientos neurológicos.

Sin embargo, llegar a estas verdades me llevó muchos años, muchas angustias y mucho coraje.

Cuando empezó todo nuestro impulso por viajar lo más pronto posible a India el Dr. J. aparecía y desaparecía con diferentes excusas. Jamás hubo claridad total sobre cómo se conseguía un turno para probar la maravillosa máquina. De hecho nunca, hasta llegar a Bangalore, pudimos estar en contacto directo ni intercambiar algún mensaje con Kumar.

Empezamos a escuchar que todo requería antes de permisos pendientes o por tramitar ante la Food and Drug Administration (FDA), la poderosa agencia estatal del gobierno de Estados Unidos que aprueba (o veta) todos los alimentos, medicinas o dispositivos para el mercado de ese país.

A pesar de que no hay Cytotron en Estados Unidos, él quería que cada uno de los tratamientos que se probaban para problemas neurológicos tuvieran el visto bueno de esta entidad y así llevarlos a este país en primer lugar, y luego al resto de los mercados de Occidente, que el Dr. J. quería conquistar con este dispositivo.

En diciembre de 2014 abrimos una carpeta en Dropbox donde archivamos todos los estudios (resonancias magnéticas y electroencefalogramas) de Lucca con el fin de que analizara si él era un candidato para hacer el tratamiento.

Nos dijo que sí, que no sólo podíamos reparar los tejidos dañados por la hipoxia, sino que también usaríamos las sesiones para tratar su epilepsia, "enseñándole al sistema nervioso a recuperarse rápidamente después de una crisis". Esas palabras encendieron la locomotora de la ilusión, incluso sabiendo que teníamos que pagarle cincuenta mil dólares por esa terapia, más los viáticos (hotel y avión) del Dr. J. para que nos acompañara. Jamás dudamos: lo que fuera, como fuera, para lograr llegar a esa máquina.

En enero de 2015 le ofrecimos realizar todas las gestiones —desde visas hasta boletos, pasando por hotel y viáticos— para irnos con él durante las vacaciones de Semana Santa de ese año. Su respuesta fue tan vaga como todas las demás: "En Estados Unidos no tenemos vacaciones en esas fechas, pero la otra opción es que vengan aquí una vez que la FDA apruebe el uso de las máquinas para este mercado. Eso tardará no más de unos seis meses".

Como la fecha parecía lejana y nebulosa en su concreción, le dijimos que preferíamos ir a India antes, en el verano de ese año, para hacer la prueba lo antes posible. Si hacía falta otra sesión y las máquinas ya estaban en Estados Unidos, según sus cálculos, a finales de 2015 sin duda tomaríamos la segunda opción. Si el Cytotron estaba en Bangalore, preferíamos lo seguro aunque lejano.

Nos contó que él tenía un plan muy ambicioso para la llegada del Cytotron a Estados Unidos: una clínica exclusiva que iba a levantar en dos hectáreas que el Hospital John Hopkins de Baltimore le había cedido. Mientras iban y volvían llamadas telefónicas y correos, también aparecían "cifras millonarias y millonarios inversionistas" que había respaldado este instituto.

Un par de meses más tarde volvimos a la carga: no sabíamos nada de los avances de sus protocolos sobre parálisis cerebral, ni de las novedades de su documentación en la FDA, así que en abril de 2015, siempre con mucho tacto y cuidando no desbocarnos en nuestra desesperada necesidad de irnos, le pedimos más precisiones sobre cómo podíamos acceder a un turno con Kumar. Lucca había comenzado a padecer una racha de epilepsia que sólo controlábamos con fuertes dosis de diazepam y aquella promesa de mejorar su epilepsia era más urgente que nunca.

En ese momento nos dijo que "en junio sería una buena época".

Pasó mayo, pasó junio, y sólo en julio nos contestó que estaba avanzando en el protocolo de nuestro hijo, pero cuando le consultamos si en la clínica de Kumar habría algún médico que nos apoyara en caso de tener algún ataque de epilepsia, sólo respondió que ahí no había doctores, porque era un centro de investigación con ingenieros y físicos.

A esas alturas ya teníamos las cotizaciones de los vuelos de los cinco que pensábamos ir ese año a India. La idea era presionar con los boletos en la mano, con fecha de salida en agosto de 2015.

La respuesta esta vez fue negativa, era imposible hacer el tratamiento. Por teléfono, a finales de julio nos avisó que "el gobierno indio a través del Scientific Council de India no permitía aún las pruebas médicas de tratamientos experimentales en niños, mismo caso que en Estados Unidos" y que cuando hubiera luz verde, nos llamaría.

En octubre de ese año le enviamos otro correo para ponerlo al tanto sobre novedades de Lucca: habían disminuido las convulsiones y a fuerza de una nueva dieta logró estar por primera vez en cuatro años dentro de los parámetros de peso y talla para su edad.

Nos contestó brevemente que continuaba avanzando en sus estudios del sistema nervioso, y que habían hecho una primera prueba en una mujer de Nueva Delhi con parálisis cerebral, logrando mejoría en su flexibilidad muscular (espasticidad).

¡Boom! Ya había un primer paso en la misma discapacidad de Lucca. No importaba lo que había dicho antes; no importaban los no.

La vida seguía su curso; seguimos trabajando con Andrés cada quien en lo suyo, seguían corriendo los meses, los compromisos, los demás planes, los días, las noches y los meses... Seguíamos con las decenas de terapias semanales, pero ahí, agazapada en nuestros inconscientes, seguía viva esa esperanza india.

Continuamos esperando otro trimestre y en febrero de 2016 encontramos otra excusa para buscar al Dr. J.: lo pusimos en contacto con la Fundación Teletón, porque un avance tecnológico como éste podía ser una oportunidad para brindar terapias en sus filiales. Él organizó un viaje a la Ciudad de México y presentó este proyecto ante el equipo de neurólogos y terapeutas en el Centro de Rehabilitación e Inclusión Infantil Teletón (CRIT) de Tlalnepantla. No hubo muchos avances, porque Teletón necesitaba más recursos para sostener su funcionamiento, y eso sin duda era más urgente que traer un aparato nuevo. El resto de 2016 fue un silencio total: no respuestas, no promesas.

Pero como sentíamos la obligación de cumplir la promesa a Lucca de conseguirle acceso a este tratamiento (el único disponible para su parálisis cerebral), en enero de 2017 volvimos a la carga.

Su respuesta fue políticamente correcta, que desafortunadamente la construcción de su centro en Baltimore estaba retrasada unos meses, que la FDA aprobaría hacer pruebas médicas en Estados Unidos a finales de 2017 y que en India seguían firmes en su postura de no permitir pruebas médicas en niños.

El 19 de enero —el mismo día y a la misma hora que extraditaban al Chapo Guzmán a Nueva York, por cierto— el Dr. J. me avisó por WhatsApp que ya no insistiera porque era imposible el tratamiento. "Pero yo creo que en unos tres años ya tendremos todo en marcha", agregó.

—¿Tres años? Para ese momento Lucca va a tener nueve y quién sabe si podrá entrar a la primaria. Es mucho tiempo, ¿y todo el que hemos estado esperando hasta ahora?

Recuerdo haber tirado el celular con fuerza dentro de mi bolsa y salir volando de mi oficina para refugiarme en la cocina de mi casa para ponerme a llorar sin parar. Andrés estaba ahí, abrazándome y buscando las mejores palabras para consolarme.

Es cierto que no teníamos pruebas ni garantías de que el Cytotron ayudaría a Lucca. Pero nadie que no haya pasado cientos de horas de desvelo o decenas de ataques de epilepsia o que no haya logrado jamás que su hijo sostuviera la cabeza, puede entender el enorme valor (tal vez el único) que tiene la palabra "experimental".

Era lo único que nos daba una oportunidad y se acababa de esfumar.

Y como todo en nuestra vida es una montaña rusa de sentimientos, cuatro días más tarde, cuando comenzábamos a digerir la noticia fatídica, volvió a sonar mi celular.

Era el Dr. J. y se me hizo un nudo en el estómago del coraje. Estaba a punto de colgarle porque ya no soportaba más excusas.

Pero no. En el bloc amarillo de notas sobre el escritorio de mi oficina de *Milenio* escribí lo que hacía años esperaba: sí se puede hacer el tratamiento en India, las autoridades dieron el visto bueno e incluso estaban por comenzar a hacer pruebas en unas niñas que vivían cerca de Bangalore y también tenían parálisis cerebral.

El corazón volaba en mi pecho como si hubiera corrido un maratón; me costaba mucho trabajo marcar el número de Andrés y decirle sin respirar: "Nos vamos a India. Me acaba de confirmar el médico que, si queremos, tenemos un turno para Lucca en julio".

Pasaron ochocientos catorce días desde que hablé con el Dr. J. por primera vez. Aunque en realidad el tiempo de los que esperamos una oportunidad de vida no debería medirse en días, ni en horas, ni en años.

De la tristeza más oscura a la euforia más indescriptible. No sé cómo el cuerpo resiste estos excesos de adrenalina en tan poco tiempo, pero ahí estábamos, otra vez, construyendo desde cero la esperanza, porque cada esperanza lleva dentro todas las ilusiones anteriores intactas.

Por cierto, nunca existió tal prohibición del gobierno de India de hacer pruebas médicas en niños. Sólo fue otra excusa "de alto nivel" para acomodar las sesiones según el *timing* y necesidad del propio Dr. J.

7
EL VERBO VIAJAR*

Hay viajes cortos y hay viajes largos.

Hay viajes que uno no sabe que está haciendo hasta que frena la marcha y ve que todo alrededor ha cambiado.

Somos viajes. Nos movemos de un lugar a otro; viajamos de un sueño a otro, de un desamor a otro, de una oportunidad a otra, de un error a otro.

Los viajes no empiezan ni con un boleto de avión, ni en una terminal de autobús.

Los viajes empiezan dentro de uno mismo.

En treinta días nada más Lucca y nosotros (su papá, su mamá, su hermano Bruno y su inseparable Nayeli) emprenderemos un viaje.

El más largo que cualquiera de nosotros ha hecho hasta ahora. Un viaje que se postergó tres veces, un viaje que lleva dentro casi tres años de esperanzas, ilusiones, expectativas y ese raro vacío en el estómago que generan las aventuras que nadie sabe cómo terminarán.

Nos vamos a India.

Allá en Bangalore nos espera un científico que inventó un prometedor aparato llamado el Cytotron.

---

* Escrito en mi blog 'El viaje de Lucca' en junio de 2017 (https://elviajedelucca.com).

Es un tratamiento experimental de veintiocho días completos, que exige, ni más ni menos, mudarnos a Asia.

"Somos agua y electricidad", nos explicaron como parte de la teoría en la que se basa este aparato. Somos agua y electricidad que viaja.

En realidad, este viaje empezó hace poco más de cinco años.

En la noche del 14 de octubre, en una sala de partos atestada de médicos y enfermeras, Andrés y yo esperábamos a Lucca.

En su viaje del vientre a la luz, Lucca frenó y quedó atrapado en la recta final.

El murmullo alrededor se volvió silencio. La emoción se convirtió en miedo.

Un viaje corto, de no más de dos pujadas, se volvió eterno; un maratón de un par de centímetros lo dejó sin aire y sin fuerzas.

No pude verlo hasta casi doce horas después, como si lo esperara de regreso de un viaje transatlántico.

El médico se sentó en mi cama y dijo que "algo pasó" y que aún no sabía qué había sido.

Tampoco Andrés lo sabía, mientras corría por los pasillos del hospital, de la terapia intensiva neonatal a la administración y de ahí a mi cuarto para tranquilizarme.

Ahora, que nos preparamos para este viaje a India, entiendo qué pasó aquella noche: se olvidaron de un detalle, de cortar el cordón umbilical.

Porque metafóricamente hace más de cinco años que Lucca sigue adherido a nuestro cuerpo y a nuestra vida para sobrevivir.

Dependió de nosotros para respirar, nunca pudo comer por sus propios medios, se abriga si lo abrigamos, sacia su sed si nosotros le damos unas gotas de agua con una jeringa por la boca, se comunica con nosotros por movimientos y patadidas (como a sus nueve meses en el vientre) y con sus ojos que son su más poderosa arma para decir lo que siente, lo que le gusta y lo que no.

La parálisis cerebral de Lucca, la marca en su cabeza de ese primer viaje, se convirtió en la travesía más difícil, desconocida y agotadora que hemos emprendido con Andrés. Nos ha mostrado el lado más vulnerable pero también el más valiente de cada uno. Hemos sumado más pasajeros, como Bruno, que entiende perfectamente que en este viaje hay que trabajar con Lucca cada día.

Nos convertimos en sus brazos, en sus pies, en el sostén de su cabeza y en su voz.

Hemos aprendido cosas, desde insólitas hasta vitales, para sobrevivir, lo que nos orilló a buscar sin aliento hasta debajo de las piedras cualquier medicina, terapia, médico, dispositivo, accesorio, para que su viaje fuera más cómodo y más independiente.

Eso incluye cinco boletos para volar al otro lado del mundo.

Eso incluye aprender a dominar las expectativas, una mezcla de fe y esperanza, pero con altas dosis de realismo para entender que sólo es un "tratamiento experimental".

Lucca será el primer niño occidental en probar este método.

No hay antecedentes; no sabemos qué podrá recuperar gracias a esta técnica o exactamente qué mejorará de su condición actual.

Es un enorme signo de interrogación.

El mismo que teníamos cuando entramos a aquella sala de parto en 2011.

El mismo que todos cargamos cuando empezamos cualquier viaje.

8
VEINTIOCHO DÍAS BAJO 864 CAÑONES EN BANGALORE

*Todo el mundo es extraño y maravilloso
para unas pupilas bien abiertas.*
JOSÉ ORTEGA Y GASSET

Nos llevó cinco meses armar el viaje completo de cinco personas a India.

Comenzando por los permisos del trabajo: en mi caso en *Milenio Diario* y Milenio TV, donde tengo programas y columnas todos los días, y en el de Andrés, con sus socios y clientes en su empresa tecnológica, Stardom Labs.

Había que explicar de la manera menos complicada y científica que nos íbamos a un tratamiento experimental donde no teníamos ninguna promesa de nada, pero con el que quizá podríamos lograr alguna mejora en nuestro hijo, y agregar que, en realidad, íbamos a tientas, empujados por una imperiosa necesidad de sentir que estábamos haciendo lo imposible por él.

Había que añadir también que el viaje sería era largo y a un lugar lejano: estábamos a punto de mudarnos por más de un mes a Bangalore.

Cada uno "vendió" el viaje con tanto entusiasmo que en realidad no hubo resistencias fuertes de ningún lado. En mi caso, dejé muchas columnas prehechas para que aparecieran tres veces por semana en el periódico y llevé a cabo cuatro o cinco entrevistas de televisión por día con el fin de acumular suficiente material para Milenio Negocios TV, el programa semanal que comparto con Regina Reyes Heroles. Además, dejé "semicocinado" un foro de salud que ocurriría en julio y que aún estaba entre mis responsabilidades.

Puertas adentro de nuestra casa la cruzada no fue menos agotadora. Con Andrés elaboramos una larga lista de *to do*, misma que revisamos y palomeamos a diario, desde febrero y hasta la misma tarde de finales de junio en que tomamos el avión:

- Renovar pasaportes de los niños y sacar el primero de Nayeli, nuestra incondicional niñera (que contratamos años antes, cuando era maestra en la guardería de Lucca) y que nos ayuda con él y con Bruno todos los días. Ella era parte de la avanzada en un viaje en el que no sabíamos aún cuánto íbamos a necesitar de su apoyo. Cinco pasaportes en regla: ✓ Check
- Ver la mejor opción de vuelos hacia Oriente para garantizar estar la menor cantidad de tiempo posible en el aire ante cualquier amenaza de una convulsión de Lucca. Descartamos volar por el Pacífico vía Los Angeles, y opciones baratas vía Qatar, porque eso significaba muchas horas sin escalas. Conseguimos un combo de Air France México-París-Bangalore (con una noche de descanso intermedia en Francia que nos ayudaría a acomodar un poco el jet lag). Tickets comprados: ✓ Check
- Conseguir diazepam (Valium) suficiente en caso de que Lucca tuviera convulsiones. En aquel junio hubo un desabasto general de esta droga y conseguimos un par de dosis gracias a nuestras gestiones con funcionarios públicos. Medicinas preventivas: ✓ Check
- Otros remedios de Lucca: desde antihistamínicos, reguladores gástricos, antiácidos, antiinflamatorios y antidiarreicos, hasta más de diez dosis de antibióticos de diferente espectro: ✓ Check

- Conseguir cinco visas de más de un mes de estancia en India: ✓ Check
- Un botón gástrico extra —que compramos urgente vía un importador de Nuevo Laredo— por si colapsaba el que Lucca tenía colocado en el estómago: ✓ Check
- Silla especial para el avión. Los chicos con discapacidad deben llevar un *booster* diferente que debe ser aprobado por la Federal Aviation Administration (FAA): ✓ Check
- Silla de ruedas nueva y más liviana para los transbordos y la estancia en India, también comprada en Estados Unidos, para evitar el *disability tax* que aplican a todos los productos para personas con discapacidad en México: ✓ Check
- Ubicar el mejor lugar donde alojarnos en Bangalore, un sitio que ante todo tuviera una cocina para poder preparar cada día la mezcla licuada que alimenta a Lucca. Suite con cocina en el Hotel Oakwood del mall UB City: ✓ Check

Aquí abro un largo paréntesis porque cuando finalmente conseguimos aquel departamento en el centro de la ciudad, con servicios de hotel y la mentada cocina, caímos en la cuenta de que no sabíamos si en India íbamos a conseguir todos los ingredientes que lleva la comida de Lucca. Cada día debemos hervir, licuar y tamizar una combinación de manzanas, peras, espinacas, ejotes, chícharos, ciruelas y uvas pasa, jarabe de maíz, papa, pollo, aceite de oliva, almendras, azúcar y leche de arroz hidrolizado. Este líquido se divide en tres raciones de 350 ml y son su desayuno, almuerzo y cena.

Comenzamos a buscar por internet y descubrimos que muchos productos o no estaban disponibles o no conocíamos su traducción. Buscamos a mexicanos que habían vivido en India, quienes insistían en la falta de higiene de los mercados de frutos frescos (nadie mencionaba nada parecido a un supermercado).

Medimos y pesamos todos los ingredientes y calculamos cuánto debíamos llevar desde México para sobrevivir unos treinta y cinco días. Era una montaña de alimentos, comenzando por la leche —que es española—, de la que llevamos unas seis latas de un kilo.

Para el resto de los ingredientes pensamos en comprar un deshidratador de frutas y verduras para armar treinta y dos raciones y llevar todo separado y almacenado en Ziploc. ¿Y si no nos dejan entrar en la aduana india bolsas de espinacas deshidratadas en casa? Andrés comenzó a investigar compulsivamente y en Estados Unidos ubicó a una empresa de Salt Lake City llamada Augason Farms, que vende precisamente latas de vegetales, frutas y carne de distintos animales ultradisecada. Estas latas duran hasta setenta y cinco años y son el insumo favorito para los refugios de los apocalípticos que se preparan para el fin del mundo. Hicimos los cálculos de qué cantidad de estos ingredientes —que parecían de la NASA— equivalían a las medidas que usábamos.

Compramos latas de manzanas, peras, chícharos, pollo y demás ingredientes. Cuando llegaron, recuerdo que montamos en medio de nuestra sala una pirámide de treinta latas de kilo y kilo y medio cada una.

Cuando vimos esa brutalidad de comida caímos nuevamente en la cuenta de que llegar con ese equipaje insólito sería otro problema en la aduana. Lo primero que se nos ocurrió fue consultar con la embajada mexicana en Nueva Delhi para que nos asesoraran. Nuestra asesora fue ni más ni menos que la propia embajadora, Melba Pría, una de las mujeres más pragmáticas, efectivas y adorables que conozco, quien nos ayudó rápidamente. Ella justo estaría en unas semanas en México y se ofreció a llevar unas ocho latas en su equipaje. Nos pidió que enviáramos otras seis a un centro de distribución de DHL en Ohio (que luego se enviaría a su oficina en India) y el resto las fuimos reubicando en todas las maletas que cargamos.

- Comida suficiente y sin riesgos para Lucca: ✓ Check

A medida que se iban completando semana a semana los pendientes, se acercaba la fecha y aumentaba la expectativa salvadora, recuerdo que una tarde le dije casi llorando a Andrés (con la pirámide de latas gringas aún sin enviar a India):

—¿Y si esto no funciona? ¿Y si estamos haciendo toda esta locura de trámites, compras de comida insólita y una maleta de remedios para irnos hasta India y no pasa nada? ¿Qué tal si esta máquina no funciona en Lucca y volvemos igual que como nos fuimos?

—No, no vamos a volver como nos fuimos. Tenemos las mismas chances de que sirva como de que no. Si el tratamiento no mejora a Lucca, si no logramos ningún cambio, al menos les habremos demostrado a él y a Bruno que somos capaces de dar la vuelta al mundo por ellos.

Un tropezón antes de llegar

Salimos del aeropuerto de la Ciudad de México el 28 de junio de 2017 a las diecinueve horas, en medio de una tormenta épica. Llevábamos con nosotros arriba del avión una buena dotación de medicinas y de comida. Algunos de estos licuados en envases de Tupperware al tiempo y otros congelados en bolsas Ziploc para que aguantaran el cruce del Atlántico, la escala de dieciocho horas en París e incluso para llegar "fresco" día y medio más tarde a India.

No hay aeropuerto en el mundo en el que, desde que Lucca come su "mejunje" (como lo hemos bautizado de cariño), no nos retengan un buen rato para dar explicaciones acerca de qué es esa mezcla de opaco color verde que huele tan raro. "No, no es guacamole", "No, no es mole de ninguna clase", "Es lo único que puede comer mi hijo".

A pesar de que ya habíamos viajado a Argentina varias veces a visitar a nuestras familias, nunca habíamos padecido un vuelo tan largo como éste: trece horas sólo hasta Francia, que se sintieron como un día entero.

Lucca casi no sostenía el cuerpo ni la cabeza, que se mantenía caída de costado, una posición incómoda que sin duda lo cansaba más que a cualquiera de nosotros. No podía ver la pantalla de entretenimiento de enfrente; no estaba cómodo viendo su iPad, ni en el espacio de nuestros asientos de clase turista —restringido además por el pesado, rígido y largo booster— que le apretaba sus huesudas rodillas contra la butaca delantera y casi no podía reclinarse. Por si fuera poco, sus movimientos involuntarios lo hacían patear sin parar el asiento de enfrente (que ocupaba un adolescente que aguantó estoico y sin quejas todos los golpes que recibió durante el vuelo).

Si bien habíamos comprado los boletos con meses de antelación pidiendo una fila con más espacio para Lucca, a la hora del vuelo nadie resolvió este "detalle" ni en el check in en el aeropuerto, ni ya arriba del avión donde, con nuestra mirada de perros abandonados, pedimos el cambio de asiento a una fila más amplia (en lo que fallamos con todo éxito).

Otro problema fue cambiar los pañales a un niño de cinco años, de 1.15 metros, en un vuelo internacional: es tres veces más largo que el tamaño de esas mesitas de bebés que uno encuentra en los baños (de por sí diminutos). Tampoco es posible mantenerse parado para cambiar al pequeño de manera vertical en estos miniclósets con inodoro. Por eso debíamos esperar el momento en que no hubiera servicio en los pasillos y que bajaran las luces de la cabina —y que ninguna azafata nos mirara con cara de pavor— para tirar una colchoneta en la parte trasera del avión donde Andrés y yo hacíamos una danza veloz arriba del cuerpo de Lucca para quitarle el pañal, taparlo y volver a vestirlo en segundos.

Además, no era lo único que había que cambiarle.

Lucca vomita siempre después de sus comidas y más aún en un espacio donde son frecuentes las turbulencias. Sabiendo esto, nos habíamos preparado con una gran dotación de toallas que llevábamos en nuestras mochilas y un par de mudas de ropa extra.

En este viaje el vómito batió todos los récords y no bastó con lo que llevábamos; tanto, que incluso lavamos a escondidas y medio secamos con las mantas del avión algunas camisetas y pantalones para reutilizarlos.

Sostener la cabeza de Lucca y a la vez una toalla para que vomitara; tratar de controlar con mis piernas las suyas para que no pateara tanto a los vecinos y tampoco se lastimara; proteger de sus manotazos descontrolados la bandeja de comida en mi mesita; cambiar pañales arrodillados en el suelo; pasar jeringas de agua y comida mientras tratábamos de entretenerlo de alguna manera durante trece horas, nos cansó como si hubiéramos cruzado el Atlántico... nadando.

Todo eso sin olvidar que llevábamos a otro niño, Bruno, de tres años y medio, que también quería ir al baño —por suerte de manera estándar—, a quien había que partirle la comida y asistirlo para que no se aburriera y hacerlo dormir si era posible.

Aterrizamos al día siguiente en París. Las siete horas de diferencia horaria comenzaron a complicar el sueño y el biorritmo de grandes y chicos. Para hacer menos complicada esta escala, ya habíamos previsto alojarnos en un hotel dentro de la propia terminal Charles de Gaulle sin tener que mover demasiado las maletas, los bolsos y demás aditamentos que arrastrábamos con nosotros.

A las cinco de la tarde ya todos estábamos bañados, cenados y listos para dormir cuando Lucca tuvo una convulsión. La primera en nueve meses.

A pesar de que teníamos el entrenamiento sobre cómo actuar, Andrés y yo nos miramos con una enorme desazón porque se trataba del prólogo con el que empezábamos este largo viaje.

Mientras yo mantenía de costado a Lucca, Andrés controlaba el tiempo de la convulsión con su reloj y buscaba el Valium en su maleta. Al mismo tiempo ya estaba llamando a nuestro neurólogo en México, para que nos diera instrucciones a la distancia. "¿Qué hacemos?, ¿cómo seguimos mañana el viaje? ¿Podemos subirlo en unas horas a un avión de nuevo?", preguntaba Andrés con el teléfono en altavoz mientras rompía el ámpula de la droga de olor nauseabundo y la cargaba en una jeringa.

El médico nos tranquilizó, nos acompañó en los minutos que duró la crisis y nos dio la serenidad para seguir con la mitad de la travesía rumbo a India.

Su única recomendación fue que le diéramos una dosis alta de Rivotril, que literalmente lo noqueara hasta llegar a Bangalore y con eso hacer menos traumática la segunda parte del viaje.

Después de una crisis, el cuerpo de quien sufrió una convulsión siente los mismos estragos de un maratonista al final de la carrera... con el agravante de que además lleva un poderoso sedante que lo deja con menos fuerza y en una semiborrachera química. Si a eso le sumábamos todo lo que Lucca se agotó el día anterior, aquello iba a ser una tortura para él (y para nosotros).

Meses más tarde el propio neurólogo reconoció que nunca sintió tanta responsabilidad con un paciente, porque después de una convulsión, en vez de descansar cuarenta y ocho horas, como es la clásica recomendación, lo subiríamos a un vuelo de once horas que nos llevaba a someterlo a tratamiento un desconocido con descargas magnéticas a su cerebro epiléptico. Un coctel que podría ser fatal.

Después de una noche en vela, donde Andrés y yo nos quedamos despiertos cuidando el forzado sueño de Lucca, llegamos casi corriendo al mostrador de Migraciones porque los servicios de asistencia en el aeropuerto creen que hacerte esperar en una salita atestada de sillas de ruedas y gente quejándose en distintos idiomas es mucho mejor que estar frente a la puerta del avión como el resto de los pasajeros esperando tranquilos a abordar. Corriendo explicamos en nuestro inglés, que no es el de ellos, el contenido de esas bolsas de líquido verde que una vez más juramos que eran comida y subimos al avión con las últimas bocanadas de aire que nos quedaban a los cinco.

Tan relajado dejó el Rivotril a Lucca que no podíamos ni atarlo a su silla, por lo cual todo el vuelo hasta India lo cargué, nuevamente en un espacio mínimo entre asientos y con la mitad de su cuerpo colgado sobre su incómodo y a esas alturas odiado *booster*.

A pesar de la sedación igual vomitó, y mucho. Tanto, que arruinamos varias mantas de viaje de Air France, además de su ropa y la mía. Pero a pesar de cómo olíamos, a pesar de que estaba asustada y atenta a su entrecortada respiración y con los brazos entumecidos después de más de diez horas cargándolo, tan sólo con ver en la pantalla de mi asiento el mapa con el gráfico del trayecto, en el que se mostraba el avión acercándose a India, el corazón me latía tanto como el día en que me hablaron del Cytotron años atrás.

No hubo trámite, complicación, enfermedad ni convulsión que nos hubiera frenado ni un centímetro en nuestro propósito de llegar a ese tratamiento y estaba a punto de suceder.

Crucé mi mirada de una fila a otra con Andrés y coronamos nuestras caras ojerosas con una sonrisa cómplice. Lo estábamos logrando.

La ciudad que no duerme (ni se calla)

Aterrizamos en el aeropuerto de Bangalore de madrugada.

Los trámites de aduanas que tanto nos angustiaron (la extensión de la visa o alguna pregunta como "¿realmente a qué vienen a esta ciudad que no es turística?", hasta por qué traíamos tantas latas de comida seca camufladas en las maletas) fueron lo más sencillo que nos había tocado en años. En menos de media hora ya estábamos "oyendo" la ciudad.

Sí, el sonido lo llena todo. Así como hay lugares que activan la memoria olfativa (a mí, por ejemplo, Nueva York me trae aromas a canela y pretzels) o visual (como los brillos de la silueta de la Torre Eiffel de noche), aquí la ciudad atraviesa, antes que nada, por nuestros oídos.

Aun dentro de la terminal se escuchaban miles de cláxones, como un enjambre de abejas mecánicas de cientos de motos, autos, camiones y los típicos mototaxis, los tuk-tuk.

Recuerdo que pasadas unas semanas en la ciudad una tarde Bruno, llevándose las manos a las orejas, gritó: "Basta, mamá, dile a India que se calle, por favor".

Nos esperaba Venkatesh, el chofer que nos recomendó el Dr. J., una especie de sherpa que ha guiado a todos los pacientes que llegaron desde el exterior a tratarse con el Cytotron. Por cierto, muchos de ellos, mexicanos, nos enteraríamos más tarde. Él, su sonrisa tímida, su infinita paciencia y su camioneta Toyota Innova dorada (y llena de amuletos), fueron desde ese momento nuestra compañía en los treinta y dos días que permanecimos en la ciudad.

Si bien tomamos la carretera rumbo al hotel a las tres de la mañana, la ciudad estaba encendida como si fueran las seis de la tarde: casetas de cobro con filas interminables, tráfico frenético —vacas incluidas—, locales abiertos, tuk-tuk peleando espacio con otras motos y gente, mucha gente por todos lados.

¿Por qué parece que aquí nadie duerme? Porque Bangalore es el call center más grande del mundo. Desde hace unas décadas esta ciudad vive el boom de las empresas de outsourcing de servicios (seguramente algún reclamo de mi tarjeta de crédito lo atendió algún indio desde esta ciudad) y es un polo de atracción para empresas tecnológicas de todo el mundo. Una combinación de exención de impuestos, más una infinita disponibilidad de mano de obra barata y muy capacitada, trastocaron el biorritmo de esta zona, que era muy verde y arbolada, en una auténtica Silicon Valley de Oriente. Todo esto también la convirtió en una de las ciudades más cosmopolitas y occidentalizadas de India.

Todo parece estar en plena construcción. Mientras avanzamos por las avenidas se ven plumas arriba de gigantes complejos de viviendas y de corporativos. La explosión de inversiones y empleo también generó una enorme demanda inmobiliaria. Enorme, sí; ordenada... parece que no. Podría contar con los dedos de una mano los edificios que incluyen banqueta, calle asfaltada o que se ven accesibles.

Con más de ocho millones de habitantes (y aunque no se pueda creer, casi la misma cantidad de motocicletas) y una tasa de crecimiento económico que duplica a la media del resto del país y del mundo, todo se siente boyante en Bangalore.

Pero así como las guías turísticas se empeñan en decir que no hay una sola India, también descubrimos que no había una sola Bangalore: cada espacio se va desdoblando para dar lugar a otros personajes, a otros colores, a otras escenas que parece insólito que convivan: centros comerciales de ultralujo, con vacas comienzo basura en la siguiente esquina.

Dicen los propios indios que cada diez kilómetros cambian los sabores y que cada cincuenta cambian los dialectos. Y esto en Bangalore es más evidente porque no sólo están los milenarios recuerdos de las comidas y las decenas de lenguas y dioses de los nativos de esta región, sino que se suman los del resto del país, que emigraron a este Dorado tecnológico y los inmigrantes que llegaron empleados por multinacionales a radicarse aquí.

Recuerdo a uno de los meseros del hotel donde nos alojábamos, que, mientras nos servía el tradicional té de Darjeeling, nos decía que él era justo de ese lugar cerca de los Himalayas y que había migrado debido a la enorme cantidad de empleo que se conseguía en Bangalore. Llevaba un año sin regresar a su hogar y, mientras vaciaba el agua caliente en nuestra taza, nos contaba que hizo el viaje desde un extremo al otro de India en tren y que nunca imaginó lo grande que realmente era su país.

Bangalore es una ciudad llena de restaurantes de comida italiana (esa que gusta a cualquier paladar sin importar el pasaporte) y también es un crisol de variedades orientales y occidentales de franquicias internacionales: un McDonald's vegano y a su lado un bistró francés donde no venden alcohol para poder atender a la comunidad musulmana, o una españolísima tienda Lladró plagada de dioses hindúes de porcelana, y hasta un restaurante mexicano (el muy socorrido Sánchez) que importa mole de chocolate y tortillas orgánicas directamente de Oaxaca y que no le pide nada al Pujol de Enrique Olvera.

El jet lag y otros detalles

Dicen que el alma y el "almario" viajan a diferentes velocidades y hay que esperar a que se vuelvan a reunir en el mismo espacio y tiempo.

Desde que nos instalamos en el hotel ya sumábamos diez horas y media de diferencia horaria con México. Por cada hora de diferencia, dicen, hay que calcular un día entero para recuperar el biorritmo. Así que nos esperaba un tercio del mes de estancia para acomodar los relojes internos de los cinco.

Por eso los primeros días fueron fatales, porque por más que bañábamos y le dábamos de comer a los niños a la hora "habitual", y hasta tomábamos las infalibles pastillas naturales de melatonina, nada funcionaba y pasábamos en vela y con hambre la madrugada y cambiábamos cualquier almuerzo o paseo en el día por una siesta.

Pero al que más le costó este cambio fue a Lucca. Además, el aire veraniego y polvoriento de Bangalore le provocó una alergia inmediata, con lo cual sumamos un nuevo desconfort a su lista previa: vómitos, estornudos, insomnio, cansancio, flemas y tos. Teníamos aún un día libre, el domingo, antes de ir a nuestra primera cita con el famoso doctor Kumar, por lo que salimos con Venkatesh, nuestro chofer local, a recorrer un poco la ciudad y a buscar lo que nos habían dicho que era imposible encontrar: un supermercado. Necesitábamos algunos ingredientes extras para nada exóticos (como azúcar o almendras) y una licuadora potente para poner en marcha la producción india de nuestros socorrido mejunje.

"¿Hay algún lugar donde se puedan conseguir alimentos envasados?", le preguntamos a Venkatesh.

Y nos respondió como todos los indios: moviendo la cabeza de lado a lado.

"¿Será sí? ¿Será no? ¿Será un 'no tengo idea'?", nos preguntábamos en voz baja Andrés y yo.

Luego aprendimos que este permanente tic que tienen todos los indios en realidad no significa ni "sí" ni "no", quiere decir que están prestando atención a lo que uno les pregunta. Es una señal de respeto y cortesía. Las guías turísticas, y hasta algunos paisanos que habían estado por acá se equivocaron: no sólo existían los supermercados sino que había muchas sucursales de la cadena holandesa Spar (además de otras marcas locales), sino que todos aquellos kilos y kilos de ingredientes ultradisecados que trajimos y que movimos por diferentes embajadas mexicanas estaban disponibles, frescos, limpios y a precios de ganga. Comenzamos a ver la ciudad en su dimensión y en su idiosincrasia: vacas que son sagradas pero que están desnutridas y comiendo basura en las esquinas; grandes parques con árboles milenarios a la espera de ser parte de la avanzada inmobiliaria que crece por los cuatro puntos cardinales; una fiebre por los celulares (impulsados en cierta manera por el gobierno, que convirtió los teléfonos móviles en la credencial de identificación de sus millones de habitantes) por la cual, sin importar la casta o la edad, todos están magnetizados detrás de una pantalla o sacando selfies desesperados; hombres orinando en la vía pública sin pudor a cualquier hora del día; mujeres enroscadas en brillantes telas, en saris que arrastran con la misma gracia en un centro comercial con pisos de mármol que en un barrio marginado de calles de tierra; las motos como única movilidad real en las que vimos trasladar desde montones de colchones o ruedas de camión hasta una camada de cinco niños en fila detrás de su papá.

Hay algo común a todos que los unifica sin importar la edad, la zona, el sexo, la hora o su condición social, visiblemente detectable: su sonrisa. Basta con cruzar la mirada con alguien para que inmediatamente levante sus comisuras y aparezca el secreto más prístino que guardan los indios: esos dientes siempre perfectos, blancos y brillantes.

Comienza el tratamiento

Al día siguiente de nuestra llegada nos encontramos en nuestro hotel con el Dr. J., quien viajó para acompañarnos a nosotros durante este primer tratamiento y a otro paciente, un amigo suyo que venía de Alabama (EUA) con un tumor en el cerebro. Éste era su segundo tratamiento en el Cytotron que esperaba que aniquilara —como la primera vez— esa mandarina maligna de su cabeza.

La mañana comenzó en una clínica pequeña y precaria llamada Medall Clumax, en una zona de la ciudad donde la mayoría de las calles no tenía asfalto.

No había banquetas (como en casi toda la ciudad), pero lo que no faltaban eran templos y microaltares hindúes en todas las esquinas, con un carro de madera apostado en la puerta repleto de frutas (cocos, plátanos y papayas) y flores. Las vacas flacas caminando a contraflujo del tráfico y las mil motos y los tuk-tuk abriéndose camino entre los invisibles peatones que trataban de salvar su vida a cada paso.

Allí le harían una resonancia magnética y un electroencefalograma a Lucca. El primer estudio es básico para hacer el tratamiento "a la medida" de cada paciente, ya que permite conocer el lugar exacto de cada lesión.

Todo era precario en esa clínica, menos la disposición y la experiencia de su gente. El elevador era insólito: un rectángulo lateral en el que había que hacer varias maniobras para subir una camilla. Las salidas en cada piso estaban plagadas de sandalias amontonadas, porque los pacientes entran descalzos a cualquier centro de salud, como si se tratara de un templo.

Por supuesto que también había altares (o pujas, como se llaman en India) plagados de velas, flores y frutas.

El área en la que anestesiaron a Lucca (para que se quedara quieto durante la ruidosa sesión de la resonancia) no era más que un angosto pasillo donde apenas entraba la camilla, con una cortina de dudosa higiene que la separaba de una sala de espera atestada de pacientes.

Ese espacio tan poco común me dio una lección sobre no juzgar un servicio médico sólo por su "escenografía".

Lucca siempre ha sufrido a la hora de canalizarlo, de colocarle suero, por ejemplo: tiene venas súper débiles y hundidas en sus delgados brazos. En cada internación por la que hemos pasado he visto una verdadera carnicería a su alrededor y cómo desfilaba una enfermera tras otra para ver cuál descubría (incluso con un escáner infrarrojo) una vena con la suficiente turgencia para aguantar otra aguja más.

Con ese antecedente, cuando vi llegar al doctor Rahú (un anestesiólogo de niños), comencé a explicarle todo el duelo de las venas y las jeringas. Él me miraba y escuchaba con respeto, mientras tomaba con un solo movimiento la mano de Lucca y le daba suaves golpes en la parte superior. Cuando terminé mi diatriba, él me enseñó cómo ya estaba la jeringa en la mano, la cánula inserta y la vía lista para recibir la anestesia, sin derramar ni una sola gota de sangre.

Él tomó el control de la sedación de Lucca mientras duraba el estudio. Pocas veces hemos visto a un profesional con semejante *expertise* en lo que hacía.

Andrés —como nunca en México— pudo acompañar a Lucca todo el tiempo en la sala del resonador.

Yo me quedé del otro lado del cristal junto al operador —como nunca en México— y veía cómo hacía cortes a las imágenes que iban apareciendo del cerebro de Lucca en la pantalla de su computadora, a una velocidad impresionante. Lo escuchaba hablar en inglés a la misma velocidad con la que frenéticamente hacía capturas del cerebro de Lucca en su pantalla. "No veo la zona del daño. Por la cantidad de circunvoluciones (pliegues) es un niño inteligente. A ver... ya lo encontré. Ahí está el daño, en medio de los dos hemisferios, sobre los ganglios basales. Y aquí al frente está la marca de un infarto cerebral."

Recuerdo que estaba sentada detrás de este técnico quien me preguntó cuándo había sufrido ese infarto. "Nunca —respondí segura—. Tengo la historia clínica completa y los resultados de todos los estudios desde que nació y jamás escuché, leí o me dijeron de un infarto cerebral." Un mes más tarde, ya en México, se lo pregunté textualmente al pediatra de Lucca, quien reconoció que sí hubo un infarto a los dos días de nacer, pero que formaba parte de los efectos secundarios de su nacimiento traumático y le pareció demasiada información negativa extra para un par de padres primerizos y devastados.

Terminada la resonancia magnética y con los datos de la ubicación de las áreas afectadas en el cerebro de Lucca, los técnicos del hospital marcaron en el rostro de Lucca, con ayuda de un plumón indeleble, una serie de líneas horizontales: una debajo de sus cejas y la otra al borde de su cabello. Ésos eran los "blancos" a donde dispararía el Cytotron.

Lucca sigue dormido por la anestesia y así nos trasladamos por primera vez al centro de investigaciones de Kumar, que queda a las afueras de la ciudad, a más de una hora de viaje.

En un predio de dos hectáreas fuertemente protegido por bardas y guardias está el Centro de Investigación y Desarrollo Avanzado (Center for Advanced Research and Development, CARD), su empresa Organization de Scalene, sus laboratorios, sus fábricas de dispositivos y su casa.

En este espacio conviven más de doscientos ingenieros, programadores, biólogos y químicos con una granja familiar del propio Kumar donde un ruidoso ejército de gansos da la bienvenida a cualquier vehículo que cruce las pesadas rejas doradas. Yo sentía que el corazón se me escapaba por la boca: estábamos ahí; al fin habíamos llegado.

Estaba ahí, en ese edificio que tantas veces, por años, vi en las fotos del sitio web de Scalene. Me sentía como turista en la Muralla China.

La primera vez que me presenté con Kumar lo noté parco y frío, pero en realidad creo que ésos son rasgos de su personalidad de genio (con una cabeza que viaja a otra velocidad que el presente).

Llevábamos la resonancia magnética impresa que miró a trasluz en ese enorme patio.

Estaba fascinada con el "haber llegado" a cumplir la meta. Quería hacerle mil preguntas, agradecerle y al mismo tiempo saber qué opinaba sobre la condición de Lucca y qué oportunidades contemplaba con su tratamiento. Como en cualquier primera cita muy esperada, los nervios me hicieron sentir torpe e incómoda. Sólo atiné a abrazarlo y pedirle una foto con Lucca, como ésas que se toman los maratonistas cuando cruzan la meta.

Kumar se acercó a él, que seguía dormido, acarició su cabeza y repasó con sus dedos las líneas con plumón negro que le hicieron en la cara tras la resonancia para ver si coincidía con lo que veía en las impresiones que traíamos. Apurado, se llevó los estudios hasta el tablero de control del Cytotron, colocó el disco de la resonancia y la imagen en la pantalla le permitió ver donde estaban los daños y, por ende, cuáles serían las dianas a las que apuntarían los cañones de su máquina.

Las fórmulas y algoritmos que tecleó son su secreto mejor guardado y el corazón de su invento: dónde bombardear, a qué intensidad, a qué profundidad y por cuánto tiempo. Cada tratamiento es "a la medida", y el de Lucca ya estaba listo. Al lado de la enorme carcasa de metal gris desde donde se opera el Cytotron vi en un pizarrón escrito el nombre de *Master Lucca, session 1*.

Era un sueño.

"Ya está, pueden ubicar al paciente", le indicó a su equipo de apoyo, compuesto por tres asistentes que de impoluto guardapolvo blanco se encargan de dirigir los tratamientos de cada paciente.

Luego ingresamos a Lucca por primera vez en el Cytotron. Lo acostamos en la camilla que introduce a los pacientes en este enorme tubo metálico. El técnico a cargo del tratamiento la movió lentamente hasta que sólo la cabeza y el cuello de Lucca quedaron dentro de la máquina. Ahí, Kumar le hizo su "marcaje": ubicó un punto rojo encendido exactamente entre sus cejas y sobre la línea de plumón negro que dejaron los técnicos de la resonancia. Ése era el target, el punto al cual dispararían los cañones: directamente a la zona dañada de su cerebro.

De repente, en la oscuridad de ese consultorio simple y casi rural, teníamos a Lucca dentro de un aparato futurista y marcado con un punto rojo en la frente, como el que llevan pintado precisamente todos los indios: su tercer ojo o bindi. Ese botón en el rostro es considerado por el hinduismo como el sexto chakra (agñá es su nombre) y dicen que es el lugar de la sabiduría, donde se regenera la energía.

Pasado y presente. Ciencia y mística. Inventos y religión.

Comenzamos a navegar no sólo en un mundo muy diferente al nuestro, sino que iniciamos un viaje desde los ancestros y las enseñanzas de sus Vedas (sus escritos milenarios) a la física cuántica más avanzada del mundo.

En India todo convive entre el ayer y el hoy, entre lo posible y lo imposible, y se va entrelazando como los nardos frescos que cada mujer teje en sus oscuras trenzas cada mañana.

Colocaron un plástico transparente sobre su cara y allí también marcaron la silueta de su cabeza y el lugar del círculo rojo. Ese "marco" flexible serviría para que cada uno de los veintiocho días que lo íbamos a ingresar al Cytotron, Lucca estuviera colocado en el lugar preciso del bombardeo.

Tras dar un par de instrucciones en su dialecto a su equipo de técnicos enfundados en batas blancas, Kumar nos dejó solos en la habitación: uno a cada lado de Lucca, que ya estaba dentro del Cytotron.

A la media hora miramos a los asistentes que estaban al otro lado de un cristal donde observaban una enorme consola de metal que controla el funcionamiento del aparato. Les pregunté a qué hora comenzaba el tratamiento y, con su habitual meneo de cabeza, nos dijeron medio entre risas que ya había comenzado, que hacía quince minutos Lucca estaba recibiendo su primer tratamiento.

"Nosotros esperábamos alguna señal, algún ruido, alguna luz intermitente, ¡una suelta de palomas!", les dijo también entre risas Andrés.

Así comenzó la primera sesión de Cytotron de una hora, con decenas de microcañones apuntando a ese foco. Así fue el primero de veintiocho días que pasamos, entre las once y las doce de la mañana, parados al lado de Lucca con su botón rojo encendido en su frente.

"¿Realmente cree que Lucca podrá tener alguna mejoría?", le preguntamos a Kumar al salir del debut del tratamiento.

—Lo que veo en su resonancia es que la falta de oxígeno le generó un tajo, una herida que cicatrizó. Lo que queremos ahora es crear nuevo tejido alrededor de esas cicatrices para que neuronas nuevas se puedan reconectar con el resto del entramado del cerebro. Se trata de reproducir ahora una función que originalmente comienza en el vientre materno, gracias a las células progenitoras que todos mantenemos en nuestro cuerpo de por vida.

—Pero, entonces ¿podría caminar o hablar?

—No veo por qué no. Nosotros ponemos de nuevo tejido sano y el resto es cuestión de tiempo, de terapia, de rehabilitación y de esperar a que la mielinización haga el resto, como ocurre con un bebé.

—¿Hay alguna relación entre este tratamiento y su sistema digestivo? Nos preocupa que no disminuyan sus vómitos...

—Tal vez sí. Porque el segundo cerebro que tenemos los humanos es el cerebro entérico.

—¿Qué es eso?

—No sólo hay neuronas en la cabeza, también hay muchos millones de ellas en el sistema digestivo. Es impresionante cómo estas neuronas gastrointestinales se conectan con sus parientes del cerebro. Hay una relación directa entre ambos cerebros. Buena parte de la dopamina que usa el cerebro se produce en el intestino, por ejemplo. Las emociones se sienten en el estómago.

—Las famosas mariposas en el estómago.

—Ésas. Yo creo que mejorando las conexiones neurológicas en los ganglios basales y en el tálamo estaremos presenciando cambios en la enervación del sistema gastrointestinal.

La sala de espera de los milagros

Cada día que llegábamos a tomar las sesiones y debíamos esperar algunos minutos a que el paciente previo (atiende a un promedio de ocho al día) terminara su sesión.

Con suma cordialidad, muchos compartían su historia y sus resultados: desde ancianos con Parkinson hasta mujeres con cáncer de seno, pasando por personas con epilepsia o diabetes.

Todos eran indios.

Un día nos topamos con otros dos "occidentales". Un hombre alto y fornido y su hijo adolescente, flaco y visiblemente cansado. No sólo eran occidentales sino paisanos. Bastaron dos preguntas de Bruno para que ellos soltaran que eran de México y que ésta era la quinta vez que viajaban a Bangalore... Era el sexto tumor que buscaban eliminar. Guillermo González, el mayor de los dos, descubrió en el centro MD. Anderson de Houston que existía un nuevo aparato en India para pulverizar tumores. Fue a mediados de 2014, luego de que un tumor en uno de sus riñones hiciera metástasis en los pulmones y en el cerebro. Un amigo, también mexicano, le habló de esta terapia en India. Él se encontraba invadido por diferentes tumores en el cuerpo y estaba en Bangalore tomando su terapia. Decidió viajar para probar si esta terapia era mejor que el panorama desolador que le dieron todos los oncólogos texanos.

Un par de semanas más tarde, en noviembre de 2014, estaba dentro del Cytotron. Ése fue, sin duda, un mes "mexicano" para el instituto, porque Guillermo compartió sesiones y hasta se alojó en el mismo hotel que Bruno Ferrari y el político Manuel Camacho Solís.

Todos llegaron con el Dr. J. que seguía sumando casos y resultados positivos para su proyecto en América.

"No tengo más que palabras de agradecimiento hacia Kumar. Para mí es una persona sumamente inteligente, creativa y con un gran corazón", nos contaba Guillermo. Esta vez venía para tratarse un tumor inoperable en el mediastino (una membrana que cubre pulmones y corazón). Parecía incómodo los primeros días, pero fue mejorando.

Hablé con él un año más tarde sobre nuestro encuentro en India y me mostró los resultados de sus estudios: si bien no desaparecieron todos sus tumores, ninguno volvió a crecer y su oncólogo en México sólo se animaba a decirle que era un paciente *sui generis*.

Mi respiración, tu respiración

Desde que llegamos a Bangalore, Lucca no dejó de vomitar. Sé que a estas alturas es un tema recurrente en mi relato, pero sin duda es una situación que me desespera después de haberlo sacado de su eterna desnutrición.

Vomitaba aun estando dormido (como estaba prácticamente todas las horas del día en India). Primero era comida y después no lograba retener ni el agua ni los sueros de rehidratación.

El cambio de ambiente, el agua, el viaje, los cambios a su alrededor y nuestro nerviosismo contagiado a su frágil cuerpo le jugaban en contra. Lo cierto es que nos pasamos todo el tiempo volcados sobre él con una toalla, controlando la bocanada de líquido descompuesto.

Esto nos tenía preocupados, porque no sabíamos si le estábamos sobreexigiendo físicamente en un momento en que su cuerpo reaccionaba de una manera brusca o si este tratamiento raro lo afectaba negativamente.

Probamos cambiar y quitar ingredientes a la fórmula, cambiar la velocidad a la que le dábamos de comer, intercalar poquita comida con poquita agua, para que tuviera un poco de mejora en su estómago.

Terminamos agotados la primera semana. No habíamos logrado dormir una noche completa y el día nos demandaba mucha energía por estar atentos a los cambios que comenzamos a observar en Lucca, para asimilar todo lo que significa vivir en una ciudad tan diferente, con una rutina de tres horas y media de viajes hasta el centro de Kumar, y para organizarnos en lo que nos quedaba de cada jornada.

Me recuerdo parada en la ventana del cuarto al amanecer, llorando: ¿Estoy haciendo lo correcto? ¿Por qué estoy empecinada en este tratamiento mientras Lucca lleva días y noches alterado y enfermo? ¿De qué sirven cinco personas del otro lado del mundo que sólo atajan y lavan toallas y ropa vomitada? Me recorrieron el cuerpo unas ganas locas de salir corriendo de ahí, de ese cuarto, de ese olor, de esta vida. ¿Pero a dónde?

Volví a revivir el nacimiento de Lucca. Los viajes diarios, monótonos y estresantes hacia un hospital. Aquí tampoco, como hace seis años, sabíamos en qué día estábamos, si era lunes o jueves, semana laboral o fin de semana. A la semana y media, la escasa comida que recibía Lucca y su cansancio se manifestaron en sus ojeras, en el color verdoso de su piel y en la pérdida de peso. Buscamos a aquel anestesiólogo que lo trató durante la resonancia magnética para que nos recomendara a un pediatra que nos ayudara a salir de aquel proceso. Terminamos a las pocas horas en la Clínica Vikram, cerca de nuestro hotel. Si algo tiene de maravilloso India es su sistema médico: rápido, práctico y sumamente barato. Las medicinas cuestan una décima parte que en México, y cualquier estudio, menos de la mitad.

Antes de enviarnos con un pediatra o un gastroenterólogo, ante el diagnóstico de parálisis cerebral, nos sugirieron que nos atendiera primero un neurólogo, quien luego nos canalizaría con el especialista que él considerara apropiado para el caso.

Nos atendió el doctor Rajesh Iyer, una especie de "Doctor House" indio: joven, inquieto, sagaz y con una gorra de beisbol en la cabeza. Nos hizo múltiples preguntas y una primera consulta, como jamás tuvimos, antes de derivarnos con un gastroenterólogo.

Como era de esperar, nos hizo la pregunta del millón de dólares: "¿Qué hace un par de mexicanos con su hijo con parálisis cerebral aquí, del otro lado del mundo?"

—Vinimos a someterlo a un tratamiento experimental que lleva adelante un científico, quien promete regenerar tejido neuronal —dijo Andrés.

—¡Pero eso es imposible! —dijo mientras se reclinaba en su sillón y ponía las manos detrás de la cabeza.

—Sí, eso dicen. Veremos qué pasa.

Una consulta más y una buena dosis de metoclopramida y antiácidos para ordenar el desastre en el estómago de Lucca y nos regresamos ya de noche al hotel.

A pesar de que fue bajando el vómito y mejorando su digestión, seguíamos repitiendo la misma escena cada mañana en el enorme comedor del hotel: Nayeli, Andrés y yo nos turnábamos para sostener una toalla debajo de su boca y, si era el caso, correr con él en su silla de ruedas rumbo al elevador para volver a cambiarlo en nuestro cuarto cuando el vómito arruinaba ropa y zapatos.

El salón siempre estaba lleno de familias, de mujeres con oscuras burkas, las túnicas que las cubren de pies a cabeza y que sólo dejan una línea abierta a la altura de los ojos, y de personas mayores.

Bangalore también se convirtió en los últimos años en un destino médico, una especie de Houston de India, y buena parte de esa gente estaba, como nosotros, en medio de algún tratamiento.

Una mañana se nos acercó un hombre mayor, canoso, de barba impecable y con una elegante túnica blanca.

—Disculpen si soy impertinente pero ¿qué le pasa a su hijo?

Le contamos qué tenía y qué hacíamos en India con él.

—Les quisiera recomendar con todo respeto que vean a un médico de mi parte. Yo soy empresario y vengo desde Kuwait. Aquella señora que ven allá es mi madre, quien casi no podía caminar y ya se mueve mucho más. Vinimos sólo para que la atienda el doctor Bhupatindra Narain Jha.

Nos mostró la tarjeta, que decía que su especialidad era acupresión y medicina de la palabra.

—No se puede pedir cita. Atiende por orden de llegada. Les recomiendo que vayan antes de las diecisiete horas.

—Decidimos que iríamos al regreso del tratamiento con Kumar. Andrés y yo somos incrédulos a este tipo de "ayudas alternativas" pero a esta altura del cansancio y la desazón, éramos capaces de probar lo que fuera. Dejamos a Bruno y a Nayeli en el hotel y nos fuimos con el chofer hasta la dirección indicada.

Llegamos a una casita muy simple, en una zona que parecía de clase media pero que mantenía sus calles de tierra.

Andrés se anotó en un cuaderno que había en la puerta, habíamos llegado tarde y estábamos al final de una larga lista. Cuando llegó la "hora señalada", las cinco de la tarde, comenzamos a ver llegar desde personas en camionetas Mercedes Benz, hasta mujeres con sus hijos en tuk-tuk y muchos más caminando. En el frente de la casa había un gentío impresionante y nosotros, contemplando la escena desde el interior del auto, sólo contando la cantidad de personas, pensamos que no entraríamos a aquella casa hasta después de seis horas.

Venkatesh nos recomendó que bajáramos y nos uniéramos a la fila cargando a Lucca. La idea funcionó porque desde que llegamos a la larga fila, una a una las personas volteaban y nos cedían su lugar con las manos unidas y diciendo *Namasté*. En cuestión de minutos éramos los segundos pacientes ante la puerta del consultorio.

Nos recibió Jha en un improvisado consultorio con dos sillas de plástico y una mesita con diferentes bowls llenos de semillas.

—Su hijo vomita sin parar porque está estresado y muy cansado. Ésta es la única manera como lo puede manifestar.

Con cinta adhesiva le pegó una semilla de trigo en un dedo y en otro una de soya. Eran para quitarle las náuseas y aumentar la oxigenación en el cerebro.

—Le enseñaré a usted una serie de masajes y rutinas de estimulación para Lucca —me dijo.

—Bueno, a los dos —respondí, señalando a Andrés.

—No, son para la madre nada más. Si bien cuando su hijo se formó en su vientre él tenía su propio corazón y su propio sistema sanguíneo, hay algo que comparte sólo con usted y con nadie más: la respiración. El aliento de su hijo es su propio aliento. Eso es incomparable y es una conexión que se mantiene para siempre sólo entre esas dos personas.

Me anotó en un papelito una rutina de masajes que debía hacerle cada día, comenzando en los pies y terminando en la nuca.

—Y lo más importante. Ponga su mano en el estómago de su hijo y comience a seguir su respiración y copie el patrón. Empiecen otra vez a respirar juntos, al mismo ritmo. En ese momento, en voz alta, dígale lo que espera de su sanación e imagine que ocurrirá lo más vívidamente posible: véalo caminando, comiendo, hablando, jugando.

—¿Es posible?

—Todo lo necesario para sanarnos está dentro de nosotros.

Esta frase, que puede sonar a libro de autoayuda barato, en realidad también aplicaba para lo que estábamos haciendo en este viaje en India: probando un tratamiento que les "enseña" a las células a regenerarse, que les envía una orden magnética para que cumplan su misión de producir tejidos nuevos. De una manera o de otra.

9
VOLVER A NACER
DEL OTRO LADO DEL MUNDO

> *No recibir lo que se quiere, puede ser*
> *un maravilloso golpe de suerte.*
> **Dalai Lama**

La primera palabra que Lucca pronunció fue "Kumar".

La dijo a sus seis años, el 23 de julio de 2017 en Bangalore, a 17 000 kilómetros de su casa, en la sala de espera de un centro de investigación de biomedicina y física.

Todos a su alrededor gritaban, saltaban, se abrazaban.

Yo lo tenía cargado en mis brazos y no pude parar de llorar y de apretar mi boca con la mano al oír su voz por primera vez en mi vida.

"You've made my day. If you can say my name, you can say any other word you want" (Me has hecho el día. Si puedes decir mi nombre, puedes decir cualquier otra palabra que quieras), le respondió Rajah Vijay Kumar con sus oscuras manos apretadas y cargadas de anillos de oro, colocadas frente a su cara con esa misma posición que repite cuando nos dice "Namasté" cada día que nos recibe en su instituto, el Scalene Center for Advanced Research and Development (s-card).

Esa palabra tan poco común, esos gritos y esas lágrimas confirmaban algo inédito: la neurogénesis, es decir, la posibilidad del cerebro de hacer crecer nuevas neuronas para reparar daños en su estructura.

El Cytotron que Kumar había comenzado a idear décadas antes lograba lo que sus febriles dibujos y fórmulas matemáticas mostraban en los pizarrones blancos del laboratorio: la combinación de impulsos de resonancia magnética más ondas de radio en una frecuencia vecina a las radios de AM y FM es capaz de alterar la membrana celular y las proteínas específicas que indican la regeneración de tejidos que dan la orden clara de hacerlo.

"Como ser humano pensé que no podría presenciar en toda mi vida la regeneración del cerebro humano. Ahora, el invento de Kumar inicia una nueva época", dijo el Dr. J. poniendo en palabras lo que nosotros no terminábamos de asimilar.

Era la sesión número veinte de las veintiocho que tomamos en ese primer viaje.

Recuerdo que el día que llegamos con Lucca al centro de investigación de Kumar, él, mirando a trasluz una impresión de la resonancia magnética, nos preguntó qué esperábamos de este tratamiento. "Lo que más quiero es que sostenga su cabeza. Está por comenzar la escuela primaria y quisiera que pudiera ver a su maestra de frente", le respondí.

Oscilando la cabeza, Kumar no dijo nada.

No quería prometer algo porque realmente estaba probando varias cosas con la cabeza de Lucca, entre ellas si su dispositivo y su algoritmo funcionarían igual con un niño de seis años que con un adulto. Hasta ese momento una de las otras pacientes con parálisis cerebral que había tratado —y que logró caminar después de dos tratamientos— era una joven de más de veintisiete años de Nueva Delhi; luego hubo otras dos niñas pequeñas, vecinas al estado de Karnataka, donde se encuentra Bangalore.

En Lucca hay otros factores que considerar: que su cerebro aún está en crecimiento y que la plasticidad cerebral (la capacidad que éste tiene de reconectar y usar otras partes para suplir sus zonas dañadas) está en su máximo potencial.

Lucca era el primer varón occidental con parálisis cerebral ocasionada por hipoxia que iba a tratar y el primero en tener una sólida carpeta de antecedentes y estudios.

Años más tarde Kumar reconocía que ése "sí" estaba cargado de dudas.

"Cuando lo vi por primera vez, pensé seriamente si en su caso iba a ser posible, porque si bien teníamos casos previos con su diagnóstico, ninguno presentaba un cuadro tan severo como él. Pero habiendo viajado desde tan tan lejos me dije: 'No los decepcionaré, lo intentaremos'. Si hubieran llegado de India, les habría dicho que no era posible un tratamiento por el momento, que recién estábamos empezando a investigar —que era cierto— y que volvieran en unos años. Pero lo que vi al terminar el tratamiento me animó a hacer más. Las respuestas que dio Lucca me hicieron comprender que estábamos en el camino correcto."

Cada día, un cambio

¿Qué pasó a lo largo del mes de julio de 2017? ¿Qué se desató y qué se activó durante veintiocho días? Mucho, mucho más de lo que esperábamos:

Sesión 1: Lucca debutó en el tratamiento y pasó toda la hora dormido. Siguió con náuseas y vómitos, causados por estrés, por la diferencia de doce horas entre su casa e India, con los dos días de vuelos interminables y el plus de una dieta diferente por el nuevo set de productos y hasta el agua con la que le preparábamos su comida diaria.

Sesión 2: Siguió débil y con vómitos. Su *jet lag* lo mantuvo dormido todo el día, incluso durante la terapia.

Sesión 3: Comenzamos a ver cambios: sus pies más relajados y rectos; por primera vez durmió con las manos abiertas y relajadas; sostuvo un poco mejor el tronco; disminuyó un poco la cantidad de movimientos involuntarios. Mientras estuvo despierto, a pesar de la debilidad, se mantuvo atento y balbuceó al oír canciones de su playlist de Spotify en el teléfono.

Sesión 4: Durante las horas que logramos que se mantuviera despierto, Lucca se interesó por su entorno, sonrió y estuvo de buen humor.

Sesión 5: Durante un par de segundos más de lo habitual logró mantener la cabeza erguida. Emitió más sonidos y con más volumen. Cuando su papá le pidió que le diera la mano izquierda, él lentamente mantuvo la intención de acercar su mano a la de Andrés. Lucca sabía que aquélla era una sola mano, que era la izquierda y que acababa de saludar así a su papá por primera vez en su vida.

A partir de este día nosotros dos también comenzamos a sentir los efectos del Cytotron: nudos en la garganta, llanto recurrente y piel erizada a cada instante.

Sesión 6: Empezó la terapia soñoliento, pero el campo magnético tan poderoso (como nos había alertado Kumar) hizo lo suyo y Lucca entró en un sueño profundo. Al ceder un poco más los movimientos involuntarios de sus piernas, tuvo más control y precisión con ellas. Compramos una pelota de goma y sostenido por mí, sentado en la cama, comenzó a patearla. Lucca por primera vez pudo hacer algo nuevo: jugar.

Lo notamos más "sensorial": le llamó la atención la textura de las sábanas y de cualquier otro elemento cerca, que tocó con mucha curiosidad.

Sesión 7: Sigue con vómitos (ya llevamos doce días). Un gastroenterólogo nos dio medicinas, y por primera vez pude cargar a Lucca de una manera cómoda: su cuerpo relajado se pegó y acomodó al mío, buscó con su cabeza los latidos de mi corazón e intentó abrazarme con sus brazos aún rígidos... pero cerca. Mientras regresábamos al hotel, buscaba con su pie izquierdo la mano de su papá, que iba en el asiento delantero. Descubrimos que le encanta poder "asustarlo" ejerciendo presión con pequeñas patadas en su mano.

Buscó y tomó con fuerza la mano de Bruno, algo también inédito. Hasta ahora Lucca no se tocaba las manos entre sí y ambas funcionaban como entes independientes y sin contacto: si lográbamos que tomara un objeto con una, inmediatamente soltaba lo que tuviera en la otra. Además, era imposible que él mismo fuera a la "búsqueda" de un objeto.

Sesión 8: Lucca durmió durante el viaje a la clínica poniendo las manos juntas y sobre su regazo. Por la noche hizo su primer gran berrinche porque le pusimos en la computadora una película que no le gustaba (aunque a Bruno sí). Por primera vez a sus 5 años impuso su gusto a gritos ante su hermano de 3 años y hasta lágrimas soltó del coraje.

Hizo su primer puchero. Normalmente su cara siempre estaba tensa y con poca expresión. Después del altercado con la película notamos cómo su mentón se fruncía junto con su boca y apretaba el ceño. Toda su cara se transformó en un rictus de tristeza. La nuestra, en cambio, al ver esto parecía un parque de diversiones.

Sesión 9: Comenzó a sentir presión en sus esfínteres. En la cama empezó a patearnos y a llamar la atención de manera insistente, tanto a Andrés como a mí. No entendíamos qué le pasaba. Lloró incómodo, hasta que le quitamos el pañal y nos orinó —entre risas— como un bebé recién nacido.

Ha descubierto el poder tranquilizador de acurrucarse con sus papás. Tener el cuerpo mucho menos rígido le permite hacerse "bolita", dejarse rodear por nuestros brazos y respirar hondamente con placer.

Sesión 10: Sigue durmiendo muchas horas a pesar de llevar ya quince días en India. "La regeneración y el crecimiento neuronal requieren descanso. Los bebés duermen mientras su cerebro se desarrolla. En eso estamos ahora", nos dijo Kumar. Sus palabras se sintieron como una tonelada de sentido común.

Por primera vez giró su cuello a voluntad. Hasta ahora tenía un collarín de espuma para que su cabeza no cayera todo el tiempo. Comenzó a reclamar que se lo quitáramos de su silla de ruedas e hicimos una prueba: pusimos un capítulo de Pocoyó en el iPad y lo colocamos delante de él: sostenía la cabeza con atención; si comenzábamos a mover la tableta hacia su izquierda él la seguía con la cabeza completa (y no apenas con el rabillo del ojo como antes). La regresamos al centro y Lucca volvió, siguiendo centímetro a centímetro el movimiento incluso cuando lo llevamos al otro extremo, del lado derecho.

Sus piernas y pies están alineados y ya no hace fuerza con sus rodillas al centro (le quitamos también el separador de piernas). Esto es un efecto mucho más evidente que cuando le inyectamos toxina botulínica (Botox) en las pantorrillas para conseguir un poco de control sobre ellas.

Sesión 11: Sostuvo un poco mejor la cabeza y demostró con sonidos y señas qué cosas quería y no quería hacer.

Sesión 12: ¡Succiona! Desde que nació, Lucca perdió su reflejo de succión. Nunca pudimos lograr que apretara la boca ni que hiciera presión con la lengua y el paladar. Ésa fue la razón que motivó el uso de un botón gástrico como segundo ombligo en la panza.

Durante la noche, mientras revisaba en mi computadora algunos correos, sentí un ruido raro, un chasquido como si alguien estuviera quitándose comida de entre los dientes. "Bruno, no hagas ese ruido feo." "No soy yo mamá." Sólo nos encontrábamos los tres en la habitación… cuando giré la cabeza vi a Lucca hacer movimientos con la boca y emitir ese ruido. Como mamá primeriza, salté a la cama y coloqué mi dedo meñique doblado dentro de su boca. Sentí lo que tantos meses rogué cuando nació: estaba chupando. Andrés pidió vía la app Dunzo (un servicio de entrega en motos muy efectivo en India) un biberón y un chupón a la farmacia. Todos lo rodeamos en la cama: Andrés, Bruno, Nayeli y yo vimos cómo por primera vez Lucca jalaba líquido, llenaba su boca y lo tragaba todo en el mismo impulso. Algo tan sencillo, tan simple y que para muchos es casi invisible era motivo de festejo para una familia, gritando en el cuarto del hotel.

Sesión 13: Es posible cargar a Lucca y que descanse de la silla de ruedas, porque su cuerpo se sostiene más y no da patadas alocadas ni puñetazos. Su cuerpo se siente con su propio peso y está relajado. Por primera vez, ya repuesto de sus problemas estomacales, lo pudimos llevar a la alberca del hotel. Lucca tiene un salvavidas de cuello, un anillo inflable que le mantiene la cabeza fuera del agua y su cuerpo flotando a la mitad de su peso. Sin duda la alberca es su mejor lugar en el mundo, es de los pocos momentos en sus aprisionados días en que nada lo sujeta ni lo ata o controla y puede flotar con libertad.

Aquí también notamos cambios: de dejarse llevar por la corriente o de dar un par de patadas descoordinadas, vimos cómo hacía movimientos lentos alternando piernas y brazos y le gustaba descubrir que eso le permitía moverse de un lado a otro. Tanto experimentó que dio un giro y se puso boca abajo (consumando algo que nunca había logrado: los giros voluntarios).

Sesión 14: Estamos a mitad del tratamiento. La boca de Lucca está más cerrada que antes, controla mejor los líquidos que siempre le pasábamos con una pequeña jeringa (de las de insulina) y ya casi no babea de manera descontrolada. Su mentón, mejillas y ropa pasan más tiempo secos. Hay menos movimientos involuntarios que en días anteriores.

Sesión 15: Logró incorporarse y sentarse usando sus manos. Creo que aquél fue uno de los momentos más impactantes del viaje hasta ese momento. Desde que llegamos, la única manera que encontramos para poder bañarlo (sin usar la silla especial que utilizamos en México) era meterme en bikini con él a la bañera del hotel y sostener su cuerpo rígido como una tabla mientras lo enjuagaba con la regadera de mano. Este día acercó muy lentamente la mano izquierda y luego la derecha a cada una de las agarraderas que tenía a los costados el jacuzzi. Usando las dos manos y jalando su cuerpo entero, logró enderezar su espalda hasta quedar sentado.

Di un grito tan ensordecedor que Andrés entró de un salto pensando que nos habíamos electrocutado.

Él, como yo, lloramos al verlo... le tomamos mil fotos y sentimos que estábamos dando grandes pasos en pocos días.

Sesión 16: Pide más atención, le gusta que lo acaricien y lo apapachen (antes era algo que lo incomodaba incluso) y sobre la cama del hotel, sin ayuda, comenzó a girar y a buscar la pelota de colores para intentar tirarla. Jugar y dejarse cuidar, un par de verbos nuevos que nunca pensamos conjugar con Lucca.

Sesión 17: Su cuerpo sigue relajándose más y por primera vez logramos que viera completa una película (antes sólo aceptaba capítulos de dibujos animados cortos). Permaneció atento y quieto viendo la pantalla. Antes de este viaje era muy difícil que pudiera concentrarse en ver algo por televisión durante largo tiempo. Los movimientos involuntarios de sus piernas eran tan fuertes que su cuerpo entero bailaba, su cabeza pendulaba de un lado a otro, se caían sus lentes, no podía fijar la vista por mucho tiempo. Durante las noches colocábamos una silla de auto (un *booster*) sobre un sillón frente a la televisión y le fabricamos una frazada de diez kilos de arena para apoyarla en su regazo y que frenara las patadas.

Ahora, verlo relajado y sin ninguna cobija de tortura, también era un cambio que debíamos empezar a asimilar.

Sesión 18: Ya estamos con su biorritmo acostumbrado a India. Continúan algunas náuseas pero no es como al principio.

Sesión 19: Notamos otros cambios físicos, que no tienen que ver con su motricidad. Se ha llenado de pelo (como el lanugo de los recién nacidos) en la espalda, las piernas y hasta en la cara. Alrededor de su nariz comenzaron a salir pequeños granitos de grasa, los mismos que tienen los bebés pequeños. "Estamos haciendo un *reset* celular completo, éstas son buenas señales", nos dijo el propio Kumar en uno de sus paseos por el consultorio.

Sesión 20: El Día D (o mejor dicho, el Día K). Lucca nos sorprendió a todos repitiendo la petición de Kumar de decir su nombre de nuevo. No sólo es una palabra compleja, sino que más allá del sonido se notaba una mirada de picardía y emoción en lo que acababa de lograr. Creo que Lucca también, como Kumar, ese día comenzó a cruzar el umbral hacia una recuperación muy clara de sus funciones.

Sesión 21: Ha comenzado a tocar su propia cara. Hasta ahora Lucca siempre había tenido mucha aprensión hacia su propio rostro: era imposible lograr que abriera la boca a voluntad para una revisión médica, siempre le molestó que le acariciaran la cara y no soportaba que nada se acercara a ella. Hoy, solo, comenzó a rascarse la cara y a tratar de quitarse torpemente los lentes. Cuando se los quitamos (no es fácil para él porque tienen una liga elástica que los sostiene) se puso feliz.

Comenzamos a ver con mayor detenimiento sus ojos y dimos con nuevos y felices hallazgos: *1)* disminuyó casi por completo el estrabismo de su ojo izquierdo; *2)* ahora sí tiene reflejos de cierre de los ojos cuando uno se acerca hasta sus pestañas (antes no, y eso se convertía en un drama), y 3) perdió el nistagmo, un temblor permanente que presentaba en los ojos y que era una de las razones de la falta de atención permanente y del cansancio al fijar la vista o mirar algo por mucho tiempo.

Sesión 22: Mientras lo bañaba dijo por primera vez "mamá". Balbuceó mucho al principio, soltó sílabas muy separadas una de la otra, pero a fuerza de insistencia logró decirlo.

Me miraba con cara de pícaro. "Otra vez, Lucca, anda, dime mamá otra vez". Sólo volvía su cara y jugaba con sus enormes ojos cafés y sus enormes pestaña arqueadas y mojadas, haciendo muecas como quien comete una travesura y no se anima a reconocerlo. Pegué un grito desde el baño. Andrés corrió pensando que algo nos había pasado. "¡Me dijo mamá! Hoy, 25 de julio, es mi nuevo 10 de mayo".

Voy de sorpresa en sorpresa. Lucca también se siente motivado por que cada hazaña (como si fuera un bebé) se festeja con porras a su alrededor. No sólo eran sus palabras (¡sí, ésas que tanto rogué que llegaran!), sino también eran estos nuevos espacios para estar juntos que la India nos estaba enseñando.

El baño se ha vuelto un ritual que nunca habíamos vivido y que comenzamos a disfrutar a partir de ese día. Bañarlo antes era un ejercicio que agotaba porque no se mantenía quieto, porque se volvía inmanejable con jabón, porque se golpeaba con la tina. Los baños eran veloces, funcionales y nada placenteros.

Ahora los dos hemos encontrado un momento para relajarnos (los dos estamos cansados, cada quien a su manera), Lucca disfruta la lluvia de agua tibia caer por su cabeza, juega con un vasito de plástico y ríe cuando éste desaparece debajo de la espuma.

El agua bendita que nunca le dimos en su bautizo la está disfrutando en esta nueva vida que empieza a experimentar.

Sesión 23: Comenzó a probar más sabores, sacó la lengua para chupar una paleta de intenso sabor a sandía. Comenzamos a verlo mover la lengua de forma activa, algo también reciente en él. En los largos recorridos de ida y regreso del hotel al centro de investigación sólo se escuchaba la voz de Bruno —ametrallándonos con preguntas, como es su costumbre—. Ahora Lucca emite sonidos, se hace presente y trata de sumarse a las conversaciones con nuevos chillidos guturales.

No hay nada más tranquilizador que la rutina. Y la adoptamos para darles comodidad sobre todo a Lucca y Bruno. Al regreso del tratamiento comíamos en algún restaurante de la planta baja del hotel, luego había unas horas de alberca y sol y después baño y "cinito" (como decía Bruno) en la computadora.

Por primera vez Lucca pudo girar su cuerpo, atraído por el olor de las palomitas de maíz salado que complementaban cada función. Pudimos ver cómo con curiosidad descubrió de dónde salía ese aroma y metió las manos en el bowl. Con una sonrisa por primera vez infantil y traviesa, lo vimos jugar con sus dedos entre las palomitas y voltear todo sobre la cama. El enojo de Bruno le provocó una carcajada que jamás olvidaré.

Sesión 24: Logra mantenerse en la cama semisentado sólo con una almohada como soporte. Continuamos dándole a probar más sabores mediante un tip que nos dio Kumar: que primero huela la comida y luego la reciba en su boca. "Cuando hay parálisis cerebral y daño en los ganglios basales y el tálamo, lo único que no está conectado con estos receptores es el olfato. Éste es el único sentido que se mantiene por cuestiones de supervivencia y que se dispara directamente a la pituitaria. Lucca seguramente siempre ha percibido olores, pero no ha logrado hacer match entre el aroma y el sabor de cada cosa".

Sesión 25: "¿Por qué no prueban pararlo más tiempo e intentar que camine?", nos dijo esa mañana Kumar. Lo miramos entre irónicos y escépticos. "Es imposible. No sostiene su cuerpo, su cabeza. Es una locura lo que nos estás pidiendo", le dije casi en automático. "Prueben, por qué dicen no sin probar. Si ven que está recuperando funciones, eso quiere decir que tal vez la motriz también. Lucca va a poder jugar futbol alguna vez, ya verán. No sé si como goleador, pero seguro de defensa", remató y se fue medio hablando solo y revisando compulsivamente el enorme celular dorado que trae en el bolsillo de la camisa, como ya nos acostumbramos a verlo en sus visitas relámpago mientras Lucca reposa dentro del Cytotron.

Nos miramos uno al otro y creímos que era una locura.

Por la tarde, a la hora de la alberca decidí —sin quitarle el cuello inflable— tratar de pararlo y sosteniéndolo por debajo de las axilas apoyar sus pies en el suelo del chapoteadero. Su cuerpo estaba sumergido sólo hasta la cintura y volví a gritar: Lucca comenzó a dar pequeños pasos, torpes, débiles cual Bambi recién nacido, un pie delante de otro, apurado por acelerar su marcha, su primera marcha sin arneses ni férulas: sólo sus piernas y sus pies.

Sesión 26: Le contamos a Kumar la hazaña del día anterior y decidió pararlo en su oficina. Irregular, un poco asustado pero atento, Lucca también dio algunos pasos —ahora con tenis y en piso seco— sostenido por Andrés. "Tienes el reflejo de la marcha. Ahora viene mucha rehabilitación. Claro que vas a caminar, Lucca", le dijo Kumar mirándolo a los ojos.

Aprovechando que existe una especie de imán entre ellos dos (cada vez que Kumar posa sus ojos grises y profundos en la mirada de Lucca es como si lo hipnotizara), éste le sacó la lengua y lo retó para que le devolviera lo mismo. Vimos salir por primera vez de boca de Lucca esa tímida lengua que tan poco había usado en seis años.

Sesión 27: En la alberca ya no deja que su cuerpo flote nada más: hace fuerza con su espalda y sus abdominales para enderezarse y tocar con la punta de los pies el fondo. No puede pararse pero busca ese contacto. Sabe qué hay allá abajo y eso le cambia la cara y la experiencia. Controla mucho mejor su cuerpo.

Sesión 28: Último día, último viaje de veintiséis kilómetros desde el centro de Bangalore hasta Seegehalli, donde aguardaba la última hora dentro del Cytotron.

Al terminar, nos esperaban Kumar y el Dr. J. en una de las salas de reuniones del centro para hacer un "resumen" de lo que ellos habían ido detectando dentro del proceso de regeneración del tejido neuronal y de las conexiones que se habían logrado restablecer en Lucca.

Habían preparado una presentación en Powerpoint que vimos los cuatro juntos y un resumen que nos ponía a las puertas de algo único: Lucca era el primer niño de Occidente en comenzar a revertir su parálisis cerebral sin cirugías, sin implantes, sin drogas.

Parir un nuevo hijo

"Antes que nada, quiero que sepan que estamos muy contentos de que Lucca pueda ser el camino, el ejemplo para miles de niños en todo el mundo", dijo Kumar, a quien vimos por segunda vez en todo el mes vestido de traje.

Corrió las cortinas y el pizarrón de su oficina se convirtió en la pantalla del proyector.

"Quiero mostrarles cuál es exactamente el área donde trabajamos con Lucca. Conocemos las células desde la formación del feto, sabemos cuál es la migración de éstas, cuál es su formación. Mi idea es enviar señales al cerebro, porque las neuronas ya saben a dónde tienen que ir. No necesitas decirles, ellas saben exactamente, el problema es que el cerebro no puede repararse solo y necesita de un poco de ayuda", agregó señalando una infografía completa.

"Además, existen cuarenta factores que inhiben el crecimiento de células y neuronas en el cerebro. Y aquí está el asunto: hacer crecer células. En el caso de un daño neurológico la naturaleza no pensó: ¿Qué pasa si hay algún daño? ¿Cómo podemos reparar eso como se logra en otras partes del cuerpo? Persiste el dogma de que una vez que mueren las células del cerebro nunca se reemplazan", mostró la imagen de una neurona completa en su pantalla.

"El Cytotron hizo crecer tejido nuevo y propio del cerebro en el área exacta donde está el daño. Por eso es que las terapias de implantación de células madre no han sido efectivas para reparar este tipo de daños, porque son extrañas, porque provienen de un organismo ajeno y solamente pueden durar algunas semanas o meses, y después pueden incluso convertirse en algo parecido a un tumor", apuntó el Dr. J. "Además, siempre he optado por el proceso natural, que no tenga efectos secundarios ni nada que el propio cuerpo vaya a rechazar. Simplemente nos comunicamos con las células progenitoras, que siguen en el cerebro, para que continúen con su tarea de regenerar tejidos. Básicamente hablamos con ellas, les enviamos un mensaje que las células reciben y siguen su proceso natural", explicó rápidamente Kumar, quien lleva tres décadas probando lo que fuera una hipótesis aún como estudiante. "He pasado la mitad de mi vida estudiando las funciones de las células y la frecuencia del Cytotron. Espero que algún día pueda cambiar muchas cosas con esta misma tecnología, así tendremos la libertad de producir los químicos que queramos dentro de nuestro propio cuerpo. En el futuro podrá hacerse el cambio celular que necesites."

Kumar, un científico que ha estudiado y combinado de manera orgánica diferentes carreras (como ingeniería, biofísica y radiobiología), nos daba cátedra sobre cómo somos y cómo funcionamos los seres humanos.

Se paró y tomó un plumón con el que dividió el pizarrón en dos partes: "El cuerpo se compone de dos paquetes en el mismo sistema: la parte química y la parte energética. Somos energía porque el cuerpo continuamente trabaja con electricidad. El cuerpo produce electricidad, las conversaciones entre una célula y otra producen electricidad; la comunicación del cerebro con los músculos se produce mediante electricidad. Somos todos un sistema electroquímico", nos decía con la pasión que hubiera soñado cualquier profesor de biología en la escuela.

El siguiente *slide* era una vista panorámica de la resonancia magnética de Lucca. Kumar señaló con un puntero láser las cuatro cicatrices en el centro del cerebro: "En su caso, murieron las neuronas de esta zona que no tuvieron oxígeno, pero hay aún células progenitoras a su alrededor que se encuentran en estado latente y que antes tenían el mandato natural de no crecer".

Si algo tuvimos —además de satisfacciones— con Andrés en este viaje, fue una real inmersión en la condición de nuestro hijo: entendimos con peras y manzanas cómo ocurrió y qué se dañó exactamente para que él tuviera la discapacidad que nos trajo al otro lado del mundo.

"El daño de Lucca afectó al tálamo, que es un jugador clave en el desarrollo de la corteza cerebral, del cerebelo y de la espina. También se conecta con la visión, con la percepción gustativa, con el sueño, con la memoria. Está relacionado con la conciencia, se conecta con todo el sistema motriz, y todas las funciones relacionadas con esto", explica el científico.

Nunca, hasta esa tarde en esa calurosa sala en Bangalore, habíamos escuchado la palabra *tálamo* y todo lo que esta región del cerebro es responsable de hacer y procesar.

Si el cerebro es una computadora, el tálamo es el control y el interruptor de esa máquina.

La falta de oxígeno al nacer no sólo había dibujado esas cicatrices, sino que había eliminado la conexión del tálamo con los dos hemisferios cerebrales. También había provocado una falta de comunicación entre las partes parietal, temporal, corteza sensorial y motora.

No sólo se controlan sentidos y movimientos, el tálamo es responsable de conectarse con el hipotálamo, el área que regula la memoria y que se conecta con la corteza.

Todo lo que ocurre externamente ingresa a través del tálamo, el cual luego coloca ese estímulo en el área cerebral que corresponde y también es el responsable de modelar y transmitir las respuestas que da el cerebro.

"Lucca no podía saborear nada porque sus papilas gustativas estaban desconectadas, no sentía dolor porque las terminales nerviosas no devolvían ese mensaje", explicó Kumar. "Y yo que siempre decía que era un héroe porque jamás lloraba cuando lo inyectaban", respondió Andrés.

"Las señales de que Lucca ve mejor, succiona, comienza a hablar y a descubrir su cuerpo demuestran que sí creció tejido en la zona del daño en los ganglios basales y que las nuevas neuronas por primera vez hicieron contacto y se comunicaron con el tálamo, hasta ahora dormido."

El ahora famoso tálamo también es el responsable de la discapacidad motriz, al estar desconectado de la red que lo debería unir a la médula (responsable en gran parte de la motricidad). "La verdad es que no tenía sentido insistir con ejercicios y terapias porque él no sentía sus extremidades, no entendía que eran para caminar, y esa repetición jamás reconectaría eléctricamente un sistema que estaba desconectado a nivel cerebral", agregó.

Lucca era como una marioneta: una cabeza que funcionaba, pero que no podía mover ninguno de los hilos que sostenían sus brazos, sus piernas, su cuerpo entero.

Además de las mejoras físicas que ya notábamos en él, empezamos a registrar sus cambios emocionales. "A partir de ahora, Lucca va a sentir más placer, ahora va a sufrir dolor, va a sentir celos de Bruno, va a buscar más atención porque ya está conectado su sistema límbico con el tálamo y el hipotálamo. Ésta es la región emotiva del cerebro —explicó Kumar—, a medida que esto cambie, ustedes como padres también van a tener que cambiar, porque ahora este nuevo hijo se va a enojar más. No sabía lo que era el enojo, y no sabía tampoco cómo demostrarlo."

¡El berrinche con llanto y furia que hizo con la película!, casi dijimos al mismo tiempo Andrés y yo, como un par de investigadores que van dando con las pistas concretas que resolverán un caso.

"También ese nuevo tálamo se comenzará a encargar de los recuerdos, porque la memoria también pasa por su cancha. Seguramente Lucca recuerda las caras de sus abuelos de Argentina pero no era capaz de recordar que estuvieron sólo hacía pocos meses con él. Otra cosa: junto al tálamo se encuentra la glándula pineal (la epífisis cerebral, una pequeña glándula endocrina) y ahora está en condiciones de conectarse con ella. Descansará y dormirá mejor que antes —agregó—; es importante que las viejas neuronas que tenía Lucca en la gliosis —la inflamación alrededor de la lesión— se comenzaran a reproducir y cubrir con nuevas neuronas y tal vez, en dos o tres años, ya no se verán cicatrices en lo absoluto al hacerle una resonancia magnética."

Mientras hablaba, en mi Moleskine enumeraba los cambios que se habían logrado con el Cytotron:

- Conectaron el tálamo al sistema nervioso central.
- Nueva sensibilidad en el cuerpo, despertar de los sentidos.
- Papilas gustativas activas.
- Reconexión de funciones motrices.
- Memoria a largo plazo.
- Mejoró su vista: fin de estrabismo, el nistagmo y posiblemente la hipermetropía.
- Cuello y cabeza con mejor control.
- Esfínteres con señal.
- Temperamento (hipotálamo).
- Facciones: el nervio trigémino que recorre la cara también se reconectó y se perdió la rigidez del rostro.

- Lucca sonríe y usa su lengua.
- Succiona.
- Cedieron la espasticidad y los movimientos involuntarios.
- Reflejo de marcha activado.
- Restaría revisar en México, con estudios y EEG, si disminuyeron las alergias y la epilepsia.

—¿Volvemos a ser padres primerizos? —suelto emocionada al palomear la lista.

—Sí, vuelven a ser nuevos padres de un nuevo Lucca. Ahora hay que activar, activar y activar esas nuevas conexiones. Quisiera que regresen a India, y que Lucca venga a decirnos "hola".

Con mi curiosidad periodística intacta (a pesar de que no paré de llorar desde que comenzó la charla) caí en la necesidad de "ponerle un título" a lo que acabábamos de lograr.

—¿Lucca comienza a revertir la parálisis cerebral?

—Sí, es el primer niño en Occidente que lo logra. Y creo que eso es importante para todos los demás.

—Es como un milagro.

—Nada es un milagro. Yo no creo en milagros. Los milagros no son otra cosa que no entender sobre ciencia. La ciencia no es más que oraciones calculadas.

Percepción versus realidad

Ésa fue nuestra última reunión en el centro y nuestro último día en India.

Al regreso a México íbamos eufóricos. Por todos los cambios y también porque llevábamos más de un mes sin ninguna convulsión, a pesar de lo largo y cansado del viaje.

Lo primero que hicimos fue pedirles a las terapeutas físicas que lo vieran y lo evaluaran.

Ninguna lo podía creer. Hacía unos años habíamos comprado un arnés llamado UpSee que permitía parar a Lucca y compartir con él un chaleco amarrado a nuestra cintura (para poder tenerlo firme y derecho), y con unos zapatos dobles, equipados con una plantilla grande pegada a una pequeña, donde ambos poníamos los pies y así podíamos "caminar" al mismo tiempo.

Claudia, su terapeuta ocupacional, era la más entusiasta de este adminículo, aunque hasta ahora entendimos que era como querer sostener y poner a marchar a una bolsa de semillas.

Durante el tratamiento, Kumar nos preguntó si los vómitos no tenían algo que ver con alergias. No sabíamos si en este caso en particular, pero lo que sí teníamos muy claro era que Lucca tenía una colección enorme de alergias: ambientales y alimenticias. El huevo podía ser fatal y en menor medida la leche animal, los cereales, algunas proteínas, nueces y semillas, esporas de hongos, chocolate, polen. Teníamos una restringida lista de productos que sí podía consumir, mezclas de alimentos poco variadas en ingredientes que sumaban muy pocas calorías (la leche de almendras o de arroz engordan mucho menos que la de vaca).

Nos dijo que en este sentido iba a tratar de ayudarnos con el propio Cytotron.

Una de las primeras citas que hicimos al llegar fue con una pediatra especialista en alergia e inmunología. Le contamos de dónde veníamos y queríamos saber si se notaba algún cambio en su organismo.

"Las alergias se controlan, no se curan. No me imagino ningún cambio", decía mientras cubría la espalda de Lucca con una hoja llena de huecos que fue rascando uno por uno con diferentes sustancias.

El resultado la dejó sin explicación: Lucca pasaba de tener una lista cual directorio telefónico de alergias a manifestar sólo cierto rechazo al cacahuate y al polen de algunas plantas. "Perdió 90% de las alergias a alimentos y 70% de las ambientales", anotó en el legajo de su paciente.

Cuando le contamos vía mensaje de WhatsApp la novedad a Kumar, la respuesta fue reveladora: "Parece que he logrado comprobar que el cerebro también desempeña un papel fundamental en las reacciones alérgicas, muy interesante. Las neuronas histaminérgicas están ubicadas ampliamente en la corteza, el tálamo y principalmente en el hipotálamo... Es posible que esto también sea efecto de la terapia con el Cytotron".

La siguiente prueba de fuego era la eléctrica.

Pedimos cita con su neurólogo y nos recomendó que llegáramos a la consulta con un electroencefalograma hecho para poder evaluar si hubo o no modificaciones durante ese tiempo.

La promesa india era aprovechar cada sesión para trabajar en la armonización de las señales eléctricas con el fin de disminuir el número de convulsiones.

Quince días después de la última sesión en Bangalore, a Lucca le cubrieron la cabeza con la malla y todos los enchufes de goma.

El técnico (que era el mismo que siempre le hacía estos estudios) acercaba cada vez más su cara a la pantalla. Levantaba la vista, lo observaba en la camilla y regresaba a mirar obsesivamente su computadora.

—¿Pasa algo? ¿Está todo bien?

—Muy raro. No es el mismo chico que había tratado antes. Hay mucho más orden y armonía en las imágenes y menos señales epilépticas. De todo lo que tenía, según el electro anterior, ha perdido 70% de estas señales y el 30% que le ha quedado está focalizado sólo en la parte frontal derecha.

Check! Segunda prueba concreta y objetiva de mejoría.

No era sólo lo que nos parecía o que podíamos notar en Lucca. Ahora hay datos.

Con la información nueva a la mano llegamos al consultorio del neurólogo Antonio Ibarra.

Su sorpresa, más que con los resultados del electro (que de por sí eran muy disruptivos), fue con Lucca mismo. Se recostó en su butaca negra y dijo: "¿Quién es este niño? ¡Qué cambiado está!"

LOS CAMBIOS MÁS EVIDENTES DESPUÉS DEL PRIMER VIAJE

AGOSTO 2017

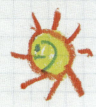
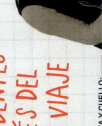
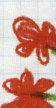

CABEZA Y CUELLO: mejor control cefálico

ESPALDA: postura vertical

BRAZOS: relajados de movimientos involuntarios

CABEZA: pérdida de 70% de crisis epilépticas, el 30% de las señales de epilepsia

OJOS: fin de hipermetropía, estrabismo, nistagmus y reflejo de cierre

BOCA: sigue probando texturas y sabores.
- Recuperación de papilas gustativas, succión, manejo de líquido y comida.
- Manejo efectivo de lengua y comienzo de masticación vertical
- Balbuceo y palabras simples.
- No babea y controla la saliva

MANOS: sin espasticidad, abiertas y con aprensión e intención. Acaricia y experimenta texturas

RODILLAS: perdió posición de tijeras

PIERNAS: reflejo de marcha. Fin de movimientos involuntarios

PIES: sin espasticidad

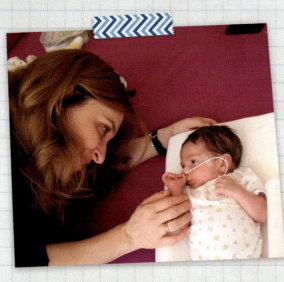

EL DÍA QUE LLEGASTE A CASA, CON TU SONDA Y CON NUESTROS MIEDOS. TE PROMETIMOS HACER LO POSIBLE PARA QUE ESTUVIERAS MEJOR.

NUESTRO PRIMER ENCUENTRO, HABÍAN PASADO POCAS HORAS DE NACIDO Y MORÍA POR CARGARTE Y DECIRTE "YA PASÓ TODO"

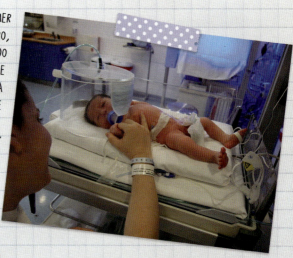

A LOS 3 AÑOS
O A LOS 7:
SIEMPRE TUS OJOS
HAN SIDO TU MEJOR
SONRISA.

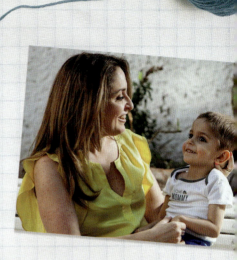

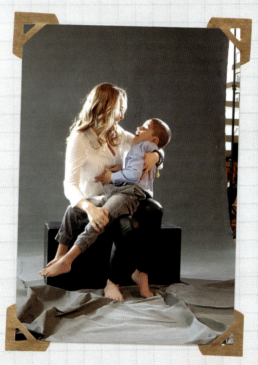

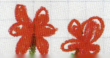

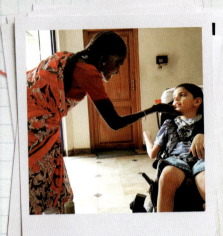

LAS BENDICIONES EN INDIA LLEGABAN EN FORMA DE CARICIAS ANCESTRALES.

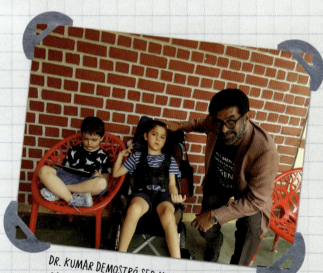

DR. KUMAR DEMOSTRÓ SER MUCHO MÁS QUE UN CIENTÍFICO PARA TI Y BRUNO: ES NUESTRA NUEVA FAMILIA EN INDIA.

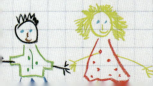

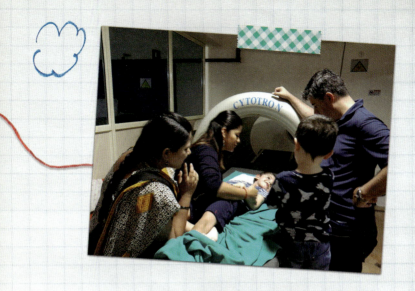

FUISTE EL PRIMER NIÑO DE OCCIDENTE EN USAR EL CYTOTRON Y TU PAPÁ Y TODO EL EQUIPO DE KUMAR ESTABAN EXPECTANTES POR LOS RESULTADOS.

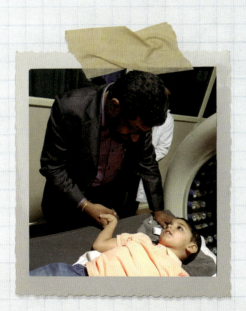

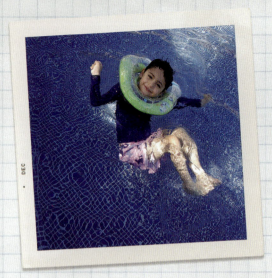

UNO DE LOS EFECTOS SECUNDARIOS MÁS INCREÍBLES QUE TE HA DEJADO LA INDIA ES LA POSIBILIDAD DE DISFRUTAR, JUGAR Y NADAR.

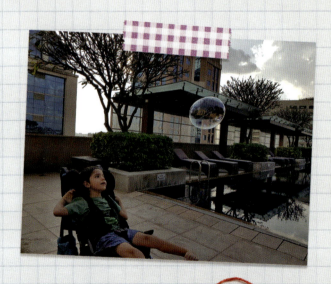

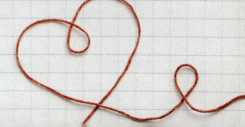

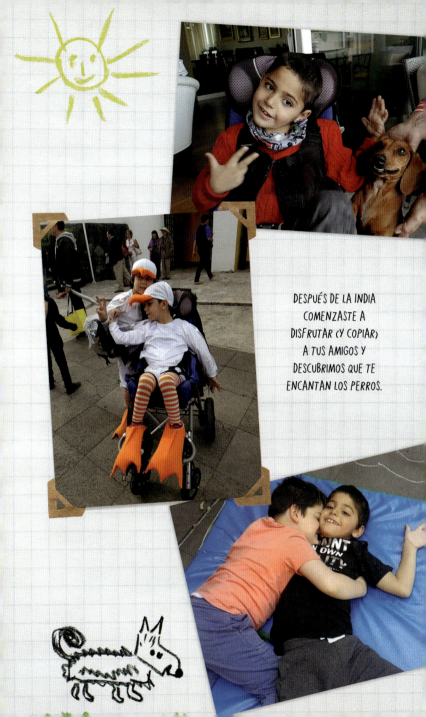

DESPUÉS DE LA INDIA COMENZASTE A DISFRUTAR (Y COPIAR) A TUS AMIGOS Y DESCUBRIMOS QUE TE ENCANTAN LOS PERROS.

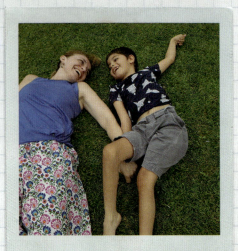

CASI 8 AÑOS DESPUÉS DE TU LLEGADA, ESTAMOS CON TU PAPÁ CUMPLIENDO LA PROMESA DE HACER LO QUE SEA PARA QUE TU VIDA SEA MÁS SENCILLA.

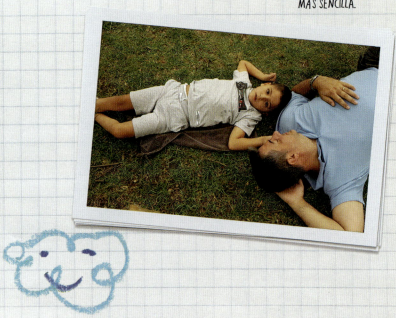

Leyó los estudios, lo revisó por completo y nos dijo: "Me van a tener que presentar a este inventor de India para que me enseñe de nuevo neurología. No sé qué han hecho, pero lo quiero para más niños".

Lo busqué nuevamente antes de comenzar a escribir este libro, año y medio más tarde de nuestro regreso de India, y me contestó con una frase memorable: "Lucca mostró un cambio tan significativo como nunca había visto en mis veinticinco años de carrera tratando a miles de pacientes con parálisis cerebral infantil. Lo primero que observé fue que Lucca, después de seis años, me miró fijamente y me sonrió. Qué bendición fue aquel instante".

No hay dos sin tres

A los cuatro meses del primer viaje a India, volvimos a tomar un segundo tratamiento en la clínica de Kumar. Cuando le preguntamos si eran necesarias más sesiones, nos dijo que todo dependía de los resultados de las terapias físicas posteriores. La mielinización de esas neuronas nuevas dictaminaría cuánto más se podía mejorar, pero todo sería basado en prueba y error: no había nadie más con quién comparar su recuperación.

Una de las medidas sería la meseta: si Lucca entraba en una fase sin mejoras y sin avances, era señal de que iba a necesitar otra serie de veintiocho días en el Cytotron.

Eso hicimos: después de los enormes cambios, notamos que no había "trucos" nuevos a la vista, aumentamos las horas de terapia física para buscar más resultados y sólo logramos que cayera en un agotamiento crónico. Tres a cuatro horas diarias de rehabilitación más las cinco horas de escuela y las tantas extras de logística entre todos los consultorios alrededor de la ciudad lo dejaron exhausto.

Ya conocíamos el camino, los obstáculos y las facilidades a las que podíamos acceder. Mientras el primer viaje nos llevó cinco meses de preparación, el segundo lo armamos en dos semanas.

En este viaje ya no nos acompañó el Dr. J., pues supuestamente permanecer en noviembre de 2017 en Bangalore afectaba sus fechas de entrega de materiales a la FDA y también las reuniones con potenciales inversionistas para el capítulo americano del Cytotron.

Mientras en el primer viaje los resultados que vimos fueron contundentes desde el punto de vista físico, en el segundo los cambios fueron mucho más cognitivos y sensoriales. Más mente que cuerpo.

Volvimos con un Lucca mucho más presente, conectado, maduro, alerta y con interacción con todos a su alrededor.

Duerme y sueña (por primera vez balbucea y se mueve dormido), juega mucho más, responde rápido y emocionado a las palabras y cifras en la escuela, desterramos los baberos de la casa porque ya controla toda su saliva, vemos mayor control de sus manos, da giros completos mientras está en el suelo y comienza a sostener más su cabeza, no tanto por obligación sino por interés.

Este viaje fue tan cansado como el primero, con menos sorpresas radicales, pero sin duda siguió reforzando la teoría de que hay más y mejores conexiones cerebrales.

Pasaron trece meses para volver por tercera vez a India.

Durante 2018 estuvimos activamente intentando que ya no fuera Lucca y familia los que se movieran a Oriente, sino que el Cytotron y sus especialistas fueran los que se movieran a Occidente.

Cuando todo falló (un rosario de obstáculos que merecieron un capítulo propio en este libro) volvimos a treparnos a un avión y aterrizamos en Bangalore los primeros días de enero de 2019.

Si bien cruzamos nuevamente la mitad del globo, cada viaje es más planeado y menos traumático que el anterior. Todos logramos domar con más eficacia el *jet lag* —a fuerza de melatonina—.

Si tuviera que dar una calificación, este tercer viaje fue casi tan poderoso en resultados físicos como el primero.

¿Qué cambió esta vez?

- Controla mejor todo su cuerpo, lo que le permite acomodarlo voluntariamente para hacer movimientos nuevos, como giros en el suelo para buscar, tomar y jugar con un objeto.
- Mejor control y postura de su cadera y de su espalda, lo que le permite estar sentado (y no "desparramado") en su silla de ruedas.
- Sostiene y levanta su cabeza, tanto sentado como acostado boca abajo (y si uno sostiene sus antebrazos) logra levantar la cabeza y el torso haciendo el "periscopio" típico de los bebés que comienzan a moverse solos.
- Si lo sentamos con las piernas cruzadas logra levantarse músculo por músculo hasta enderezarse completo y quedar sentado con la cabeza erguida.
- Sus manos son la parte con mayor control: las junta, entrelaza sus dedos, las explora y acaricia y las mantiene sostenidas en la parte media de su cuerpo. También las usa mucho más para acariciarnos y para probar nuevas texturas y temperaturas de objetos a su alrededor.
- Está más atento que antes (logra ya ver películas completas de más de una hora sin cansarse ni perder la posición de su cuerpo).
- Su cabeza gira horizontalmente de lado a lado, sigue sonidos, mantiene su mirada cuando nos contempla.
- Más energía: ha duplicado la fuerza de sus extremidades, un impulso más poderoso que esperamos encauzar de manera útil en sus terapias.
- Si bien sus piernas no tienen el mismo control "fino" de sus manos, sí comenzó a usarlas de manera útil para moverse, girarse y desplazarse en el suelo, en un "protogateo" que nos ilusiona a todos.
- Sentidos: están en su máxima expresión. Los sonidos, los aromas y las texturas le provocan una explosión corporal que antes no había notado.

Pero más allá de todos los cambios, Lucca ríe.

Por primera vez —tal vez por tener nueva tensión en los músculos de su cara— vemos una sonrisa plena que le infla las mejillas, que mantiene por más tiempo, que revela sus enormes dientes nuevos y que le permite carcajearse con un sonido más grave y contagioso.

Y si se ríe es porque ha logrado algo impensable: jugar por sí mismo.

"Es la primera vez que lo veo divertirse con sus juguetes", me dijo Andrés una tarde que se quedaron solos en el hotel. Acostado en la cama, Lucca giraba de un lado al otro, tomaba sus —ahora— amadas figuras de Toy Story, las hacía sonar y se reía. Las tiraba lejos, las rescataba y se reía más fuerte aún.

Hay muchos hitos físicos en la vida de cualquier persona, sobre todo como en el caso de Lucca, cuando uno los espera por más de siete años.

Pero sin duda, jugar es lo que le corresponde en esta etapa. Jugar y reír.

Jamás hubiera soñado que un día él solo podría entretenerse y disfrutar sin asistencia de nadie más.

La risa, la alegría provocada por él mismo le produjo otro efecto colateral: está de mejor humor y hasta sabe poner caras traviesas cuando sabe que está haciendo algo mal, como patear "sin querer" a su hermano.

Nada es casual

Los viajes siempre son mucho más que moverse de un lado al otro.

Cuando uno los recuerda y pone una escena detrás de otra, una persona al lado de otra, no puede uno menos que fascinarse por esos delgados e invisibles hilos de los que penden nuestras historias y que tejen otras más.

Ese hilo que las une está hecho a veces de amor, otras de muerte, o de debilidad, o de esperanza de unos por otros.

Ese hilo lo sentí mucho más fuerte en los últimos viajes a India.

"Salúdame a mi padrino"

En nuestra primera aventura en Bangalore en julio de 2017, a mitad de mes llegó a visitarnos ni más ni menos que la embajadora de México en India, Melba Pría.

Aterrizó directamente en el Centro de Investigación de Kumar, quien en perfecto traje y corbata esperaba a "Su Excelencia, la embajadora", como él sigue refiriéndose a ella.

Pidió que le contaran de este tratamiento experimental indio que estaban aplicando en un paciente mexicano. Tuvo una larga sesión con él —a la que nos sumamos junto con su esposa y el Dr.J.— sobre la tecnología detrás del Cytotron y sobre los usos del aparato para otras enfermedades.

Hizo muchas preguntas, y sobre todo en la parte de degeneración de tumores y cáncer. Después de recorrer todo el campus y conocer uno a uno la larga lista de inventos desperdigados en diferentes edificios de su propiedad, todos (locales y extranjeros) nos reunimos a comer en un restaurante cercano. Durante el trayecto, Melba le dijo que tenía un hermano, Tomás, con cáncer en el pulmón en fase 4 (es decir muy avanzado y con metástasis) y preguntó si había oportunidad de tomar la terapia del Cytotron. Él le respondió rápidamente que sí.

Pocas semanas después organizó el viaje de Oaxaca a Nueva Delhi y desde allí volaron juntos hasta el sur, a Bangalore. Tomás llegó muy débil, tanto que un día antes de empezar el tratamiento se desvaneció y murió en el hotel en el que se alojaron juntos.

"Recuerdo que alcanzó a preguntarme 'qué viene ahora' y le respondí que no sabía. También me pidió que saludara a su padrino, a

Lucca, por haberlo llevado hasta mi lado", me compartió Melba un mes más tarde cuando nos invitó a un homenaje que hicieron a Tomás en la Ciudad de México.

Yo me sentía culpable por haberlos acercado de cierta manera al Cytotron y a ese viaje tan difícil que no resistió. "No, al contrario. Gracias a Lucca, que es un ángel como Tomás, es que pude estar cerca de él el día que se fue."

Así, poco más de dos meses más tarde de regresar de India, me encontraba en el parque México con un globo en la mano, con Melba y los mejores amigos de la familia soltando al aire las cenizas de Tomás; también participó el chef, que sin saberlo le ayudó meses antes a embalar esas latas de insólita comida deshidratada que se ofreció a llevarnos a India para Lucca.

"Grandes puertas abren esos dos: Lucca y su hermano mágico, las dos estrellas", me dijo la embajadora antes de despedirse y regresar a India.

Un milagro de otro mundo

En nuestro segundo viaje a India, una mañana llegamos al instituto de Kumar y en la sala de espera había una señora muy elegante, enfundada en una llamativa kurta (una camisa larga muy colorida). Estaba con su padre, un hombre mayor, canoso y muy simpático.

—Usted debe ser la mamá de Lucca, me dijo en perfecto inglés.

—Sí, soy yo.

Se tocó el pecho con ambas manos y muy emocionada me respondió:

—Si no fuera por su hijo, yo ya hubiera enterrado al mío...

Fruncí el ceño y la miré con curiosidad.

—¿Cómo? No entiendo...

—Sí, Lucca le salvó la vida. Mi esposo y yo somos de aquí, de Bangalore, pero llevamos años viviendo en Amsterdam. Mi hijo, de diecisiete años, quería estudiar ingeniería y se presentó en la Universidad de Berlín. Luego de los exámenes teóricos le pidieron un *check up* completo y ahí le detectaron un tumor en el cerebro. Enorme, agresivo e inoperable. Así nos avisaron sus doctores y nos recomendaron regresar a Bangalore para que se despidiera de su familia. No tenía mucha vida por delante y la agonía prometía ser terrible: epilepsia, ceguera, dolores fuertes y colapso de muchas funciones del cuerpo.

—Pero, ¿dónde aparece Lucca en su vida?

—Llegando aquí, efectivamente, comenzó con todos esos efectos terribles que nos habían adelantado, y tras las primeras convulsiones terminamos en el Hospital Vikram. Allí nos atendió un neurólogo, el doctor Rajesh Iyer, y nos repitió lo mismo que nos dijeron en Europa. Incluso propuso operarlo para cercenar algunas partes del tumor y que no fuera tan terrible su final.

Mientras llorábamos los tres, el médico de repente nos frenó y dijo: "Hace unos meses llegaron unos mexicanos con un niño pequeño con parálisis cerebral. Habían cruzado el mundo para practicarle un tratamiento raro aquí, con un aparato del que nunca había oído y que actúa en el cerebro". Buscó en su computadora, encontró el nombre y el del médico que los había recomendado. Dos llamadas más tarde y estaba hablando con Kumar y contándole de mi hijo.

Poco después nos entrevistamos con él y nos aseguró que el tumor se podría frenar y luego necrosar para que no siguiera haciendo daño.

Mientras ella terminaba el relato, su hijo salió caminando de la sala donde está el Cytotron, lento, pero seguro.

—Ven. Tómate una foto con la mamá de Lucca.

El joven sonrió agradecido y me dio la mano con mucho respeto.

—Si su hijo mexicano no hubiera vomitado en Bangalore hace cuatro meses, mi hijo indio estaría enterrado en Amsterdam.

Viajar en el tiempo cansa

El 5 de noviembre, poco después de llegar por segunda ocasión a India, mi papá falleció en Argentina. Llevaba meses peleando contra un cáncer de pulmón. La diferencia horaria (casi diez horas), el *jet lag* aún del viaje, los vómitos de los primeros días de Lucca y este duelo me dejaron abatida.

Ese día Lucca tomó la sesión con Andrés, y yo me senté a llorar sola debajo de un árbol en los jardines del centro de Kumar. Él se acercó a preguntar qué me pasaba.

Le conté que acaba de perder a mi papá y que estaba muy cansada: en los últimos cinco meses había dado dos vueltas al mundo y viví casi la misma cantidad de tiempo en Asia que en América. Acumulaba demasiadas emociones juntas: euforia por Lucca, una catarata de oportunidades con respecto a su futuro que jamás había imaginado, pero con mucho desgaste para poder cumplir con el trabajo a la distancia, con mi familia argentina en ese duelo y con mi familia mexicana en India.

"Viajar en el tiempo cansa", me dijo sin filtro.

Acostumbrada un poco a las frases célebres y a los comentarios futuristas de Kumar, sólo volteé a preguntar:

—¿Se puede viajar en el tiempo?

—Sí. Pero más allá de cuestiones de física y espacio, hablo de otra manera de viajar en el tiempo. Durante más de seis años estuviste esperando cambios en Lucca que se dieron en sólo veintiocho días. Comprimir tantos años en pocas horas también es viajar en el tiempo... y viajar en el tiempo cansa.

10
LOS EFECTOS SECUNDARIOS DEL CYTOTRON

La vida no es sino una continua sucesión de oportunidades para sobrevivir.
Gabriel García Márquez

Cuando en julio de 2017 terminamos la primera de las sesiones con el Cytotron en Bangalore no sólo notamos cambios en Lucca. "Creo que haber estado los dos al lado de nuestro hijo estos veintiocho días también nos afectó. No sé si hay un halo de rayos magnéticos que reboten alrededor, pero nosotros tampoco estamos igual", le dijimos a Kumar el día que nos despedimos. Él sólo esbozó una sonrisa debajo de su abundante bigote.

Tal vez era un placebo, o tal vez ver a nuestro hijo mejor y con un futuro menos incierto nos hacía sentir de modo diferente. No sólo estábamos felices, superados incluso por los resultados, sino que hasta físicamente nos sentíamos más livianos y esperanzados.

Andrés y yo nos tomamos una selfie. Bastaba compararla con la que nos habíamos tomado casi un mes antes, al salir de México, para darse cuenta que parecíamos diez años más jóvenes.

Un *lifting* externo e interno.

Tomé conciencia de esa frase tan trillada y retrillada: "El conocimiento es poder", porque también nos sentíamos empoderados al habernos asomado al futuro de la medicina un siglo hacia adelante, desde donde vimos —y comprobamos— que muchas enfermedades y discapacidades ahora tenían un pronóstico mucho más optimista que el que había antes de llegar ahí.

Dejamos el centro de Kumar por última vez y, como en cada trayecto de regreso al hotel en la camioneta de Venkatesh, pusimos Spotify con una playlist plagada de canciones infantiles de María Elena Walsh, provenientes de nuestra infancia argentina. No sé por qué —nunca había ocurrido—, pero se "coló" una melodía que no era para niños y que fue escrita por esta artista desde su exilio durante la dictadura militar de la década de los setenta. La letra había cambiado de significado y parecía escrita para nosotros, para Lucca.

Se quedó en silencio todo el vehículo, yo iba adelante y comencé a llorar. Cuando me giré, vi a Andrés conteniendo el aliento y me miró sin decir nada, porque no había nada más que decir.

La cigarra, ese poema hecho canción en 1979, no podía ser una mejor música de fondo para lo que estábamos viviendo:

> *Tantas veces me mataron,*
> *tantas veces me morí;*
> *sin embargo estoy aquí resucitando.*
> *Gracias doy a la desgracia y a la mano con puñal*
> *porque me mató tan mal*
> *y seguí cantando.*
>
> *Cantando al sol como la cigarra*
> *después de un año bajo la tierra,*
> *igual que sobreviviente*
> *que vuelve de la guerra.*
>
> *Tantas veces me borraron,*
> *tantas desaparecí;*
> *a mi propio entierro fui sola y llorando*

hice un nudo del pañuelo pero me olvidé después
que no era la única vez
y seguí cantando.

Cantando al sol como la cigarra
después de un año bajo la tierra,
igual que sobreviviente
que vuelve de la guerra.

Tantas veces te mataron,
tantas resucitarás;
cuántas noches pasarás desesperando
y a la hora del naufragio y a la de la oscuridad
alguien te rescatará
para ir cantando.

Cantando al sol como la cigarra
después de un año bajo la tierra,
igual que sobreviviente
que vuelve de la guerra...

Los efectos en Bruno

—*Viste que te dije que voy a tener diez hijos. ¿Tú dijiste alguna vez "sólo quiero tener dos"?*

—*Me gusta mucho tenerlos sólo a ustedes, así los puedo cuidar mucho. Además Lucca, como sabes, necesita mucha ayuda y cuidado y preferí que fueran sólo dos para que los atendiera por igual.*

—*Pero no es igual: él necesita un chorro de atenciones, hace berrinches, tiene movimientos involuntarios. Yo voy a tener diez hijos pero ninguno va a tener parálisis cerebral.*

—Bueno, Bruno, eso no se dice ni se decide. Sólo ocurre. Yo no sabía que Lucca tendría parálisis cerebral, como tampoco sabía que tú ibas a tener ojos color café. Es una sorpresa.

—¿Y crees que alguna vez Lucca podrá caminar o hablar?

—Tengo muchas esperanzas de que la máquina de Kumar, el Cytotron, lo ayude a que sí lo pueda hacer.

—Yo tengo más esperanza en el cuidar y en el reír. Creo que si lo cuidamos más y lo hacemos más feliz, él se curará más rápido.

—Pero si ya lo cuidamos y queremos mucho...

—Hay que hacerlo mucho más grande, mamá.

Agosto de 2018

Éste es uno de los diálogos que comenzaron a formar parte de una saga que empecé a publicar en Facebook hace justo un año: #HistoriasdeBruno.

Son pequeñas conversaciones que empecé a tener —o mejor dicho a registrar— de él, siempre con preguntas simpáticas o respuestas muy ingeniosas.

No es casual que esto tenga un año, porque en India no sólo volví a parir un hijo, sino a dos.

Nunca, hasta nuestros viajes a Bangalore, había pasado tanto tiempo con Bruno. Desde que tenía dos meses pasaba ocho horas en la guardería y el resto del día lo "monitoreaba" desde el escritorio de la casa mientras Nayeli lo cuidaba y yo trabajaba desde casa la mitad de la jornada en *Milenio*. El resto del tiempo lo dedicaba de manera planeada a las terapias y a los tratamientos de Lucca o de manera no planeada a los sustos o al rosario de enfermedades que vienen aparejadas con su discapacidad.

No sé en qué momento Bruno creció hasta ser un pequeño niño con mente adolescente.

Ahora, para este libro, empecé a revisar mis archivos de fotos y videos de 2014, 2015, 2016... y me asombré de escucharlo reconocer y decir, al año y cinco meses, todas las vocales y relacionarlas con palabras que comenzaran con ellas ("A" de árbol, "E" de estrella, "O" de osito...).

Recuerdo, eso sí, cuando, siendo aún un bebé de brazos, nos robó más de una sonrisa en esas tantas madrugadas en la sala de Urgencias de El Hospitalito tras alguna convulsión de Lucca, cuando, con su dedito regordete, reconocía los números del uno al diez señalándolos en los ruidosos monitores cardiacos.

Bruno fue un hijo tan planeado como su hermano. Al año y medio de que nació Lucca, Andrés y yo comenzamos a charlar sobre si tendríamos (o no) otro bebé.

Yo ya tenía treinta y nueve años y no sabía cuántos años más tenía por delante para quedar embarazada, ni tampoco cuánta energía, después de lo que nos estaba absorbiendo la crianza de Lucca.

Aunque suene un poco egoísta, quería saber cómo era una maternidad estándar (ya no uso la palabra *normal* con la misma liviandad que antes).

Comenzamos a pensar en los "por qué sí": porque no queríamos tener un hijo único, porque un hermano era un vínculo que no queríamos que Lucca se perdiera de tener. Porque también sería una compañía incondicional cuando no estuviéramos nosotros.

En los "por qué no" se encerraban casi las mismas razones pero en su lado B: Lucca demandaba tanta atención que no sabíamos si podríamos dedicar los mismos cuidados a otro niño; porque este nuevo hijo, a fuerza del vínculo sanguíneo, tendría que velar siempre por su hermano, toda su vida.

Fuimos a consultar al ginecólogo y nos dijo que si bien no veía razones físicas que me impidieran un embarazo, sí había cuestiones psicológicas; fue tan traumático el parto anterior, el posparto y el resto del día a día con un bebé con discapacidad, que sospechaba que eso sería un bloqueador interno de la fertilidad.

"Le daremos un año a la búsqueda. Si en ese tiempo no pasa nada, podemos comenzar a ver otras alternativas, como la inseminación artificial un año más tarde", dijo al cierre de la consulta.

A los tres días quedé embarazada de Bruno.

En ese momento yo trabajaba como directora editorial de Grupo Expansión. Ya no me quedaba mucho tiempo en esa empresa a la cual había llegado once años antes desde Argentina.

Fui una workahólica compulsiva durante nueve años, primero como editora adjunta y editora general de la revista *Expansión*, y en los últimos dos años como directora de la flota de revistas femeninas que hacía la empresa: *Quién, Elle, Instyle, Balance* y quien.com.

Este nuevo puesto llegó pocos meses antes de saber que esperaba a Lucca.

Hasta ese momento mi especialidad era la planeación. Podía programar revistas con meses de anticipación y organizar las tareas de doscientas personas de cuatro revistas diferentes y un sitio web. Veía una curva de propuesta de crecimiento de ventas, la tomaba como propia y construía los escalones completos hasta llegar a esa cifra.

Todo era con un Excel. Todo con listas. Tenía responsables en todo. Reportes y métricas. Mis jornadas empezaban a las 8:30 de la mañana y terminaban a las nueve de la noche.

Cuando me tomé la licencia de maternidad para tener a Lucca, negocié trabajar hasta el día previo y realicé un calendario que mi jefa bautizó como el *Yes, we can*.

Acepté gustosa porque nunca pensé que la llegada de un bebé podría interferir en el "tetris" de entregas, cierres y exclusivas que me había planteado para el futuro.

Leí historias de ejecutivas exitosas y sus fórmulas personales de balance de vida, maternidad y carrera. Estaba preparada.

Calculé la fecha de parto (le atiné bastante) y a partir de ahí sólo me di una semana de vacaciones maternales. Siete días exactos después del nacimiento comenzaba un calendario de juntas con las editoras de las revistas una vez a la semana por Skype; revisión online de cada una de las seiscientas páginas que escribían estos equipos al mes. Enviaría comentarios, aprobaría portadas y escribiría, por qué no, alguna que otra nota o entrevista en el entretiempo.

La reina de la planeación no contemplaba en ninguno de sus *bullets* lo que aconteció el día de su parto. Jamás abrí ese documento de *Yes, we...*

Si la maternidad de un niño "estándar" provoca esa depresión llamada *baby blues*, no sé qué color asignarle a la profunda agonía que yo comenzaba a vivir.

Fue un inmenso baño de humildad para una mujer enfocada en resultados, que tuvo que aprender con los golpes a pedir ayuda y a aceptarla (algo impensable en mí antes de ese momento), a gestionar la frustración y a reconocer que no todo se puede. Me di cuenta de que no podía. Que hiciera lo que hiciera, aun si pusiera toda mi creatividad, mi fuerza y mi workaholismo en ello, lo de Lucca era irreversible.

Entonces hice algo que jamás habría anotado en mi plan: hablé con Recursos Humanos y por primera vez usé una palabra fuera de mi vocabulario: *flextime*.

En realidad era más un horario "corrido" que "flexible" (de ocho a quince, sin tomar el tiempo de almuerzo), pero aun con sacaleche y pack de hielo en mi bolso, decidí tomarlo.

Mi jefa no pensaba lo mismo. "Esos planes son para la raza... para secretarias, para otro tipo de empleadas, no para directivas. Tenemos que demostrar que somos como 'ellos', como los demás ejecutivos de la empresa y no tomar este beneficio."

A partir de ese momento las juntas, que siempre se llevaban a cabo en las mañanas, comenzaron a hacerse en las tardes, después de que me iba.

Descubrí en carne propia el *mobbing* (o bullying de oficina). Porque como yo había tenido un "problema", decía mi jefa —acompañando la frase con los dedos de ambas manos dibujando en el aire el entrecomillado—, y como estaba tan agobiada con mi "tema", no me involucraría en proyectos complejos o nuevos, porque prefería irme antes.

Me costaba un poco de trabajo explicarle sin llorar a mares que había tenido un hijo, no una lobotomía.

Ella nunca entendió que yo necesitaba más que nunca que algo saliera bien en mi vida, que mi oficina era mi oasis en medio del desierto en el que se convirtió mi mundo, que tener esos resultados editoriales bonitos podía ser la dopamina para mi depresión. Ahí sabía cómo hacerlo, ahí tenía experiencia y nada era imposible. En mi casa todo era al revés.

Me insistió que contratara a una enfermera *full time* que me sustituyera en todas las actividades que hacía con Lucca (terapias, consultas, cuidados): "Si le das tú o una enfermera la leche es lo mismo. Él no entiende".

Lo que ella no sabía era que yo sí entendía y para mí era importante ser tan eficiente con Lucca como con mi *corner office*.

Me deprimía y lloraba los domingos en la tarde (como los chicos que odian la escuela) porque empezaba la semana. Todo se desmoronaba al mismo tiempo: la carrera perfecta, el sueño de un niño estándar, una familia viviendo las peripecias de un bebé entre fotos y regalos... En febrero de 2013 ya no pude más. Tenía el nivel de desprecio por mi trabajo muy alto en la sangre.

Parecía que no había manera de conciliar mi profesión con mi nueva y complicada vida. Ninguna de esas historias de ejecutivas sin culpa traía un ejemplo como éste, donde hubiera un condimento extra como es la demandante tarea de tener un hijo con discapacidad.

Como última instancia hablé con el presidente de la empresa, a quien conocía hacía muchos más años que a mi jefa directa. Le conté lo que estaba viviendo puertas adentro de la empresa y fue tan sincero como poco sensible con su comentario: "Uno no elige el jefe para el que trabaja". Además, "tú estás pasando por una situación especial. Yo, la verdad, no quisiera estar en tus zapatos", alcanzó a decir mientras tomaba su saco y salía a una comida de negocios.

Ésa fue la última frase que cruzamos después de once años en la misma empresa.

Desde hacía tiempo, el presidente de Grupo Milenio me buscaba para moverme a su emporio de medios.

Primero, por mi ascenso; después por el nacimiento de Lucca, siempre rechacé sus ofertas. El día que sí elegí el jefe para el que quería trabajar, lo llamé y acepté.

Esa misma mañana, como quimera del destino, un test de embarazo me adelantó que llegaría con un bebé a bordo a mi nuevo puesto. Recuerdo que en ese momento, cuando empecé, incluso avergonzada por la noticia, con el nuevo jefe, él me dijo de forma muy simpática: "¿Por qué estás mal? Felicitaciones. Yo creo que un cerebro y un útero pueden estar en el mismo cuerpo".

Originalmente Bruno nacería el 19 de noviembre de 2013, pero la convulsión tan fuerte que tuvo su hermano a principios de octubre (aquella de la marcha de maestros por avenida Reforma) lo hizo despertarse con un shot de adrenalina el 10 de octubre.

Aun siendo prematuro no necesitó estar en una incubadora.

Tomó pecho perfectamente desde que lo cargué, a las pocas horas de nacido. No lloraba nunca y dormía casi la noche entera desde su primera semana.

¿Esto es tener un bebé estándar? ¿Cómo puede haber tal cosa como "depresión posparto" si es todo tan fácil como darle leche, cambiarle el pañal y hacerlo dormir?

No sé en qué momento creció. No sé cómo de repente ya lo vi caminando, hablando, haciendo cuentas y leyendo.

Ahora, con un Lucca mejor, con más oportunidades y menos incertidumbre, con más tiempo disponible y mi cabeza más despejada con respecto a su presente y a su futuro, descubrí que también tengo otro hijo a quien puedo escuchar con detenimiento, contestarle y guardar sus anécdotas.

Un hijo que descubrí entre juegos en India.

¿Tú dijiste alguna vez "sólo quiero tener dos"?, me preguntó.

En realidad debí haberle respondido: "Sí, y fue la mejor decisión que tomé en mi vida".

Los efectos en nosotros

Sin duda 2017 fue un año que nos atravesó a los cuatro.

Además, la primera Navidad como "nueva familia" fue una gran metáfora: era la primera vez que preparábamos la cena sólo para cuatro en México, en lugar de las largas mesas familiares en la calurosa Córdoba, lugar adonde íbamos sin falta cada año.

Fue la primera con Bruno y Lucca "a la mesa", porque ya no sólo acercábamos su silla de ruedas para darle la comida licuada por su estómago sino que había un plato para él. Un plato. El primero desde los poco exitosos purés infantiles. Lucca ya comenzaba a comer por la boca con más control. Hacía pocas semanas que habíamos regresado ya del segundo viaje a India.

Ese año habíamos estado más tiempo juntos que nunca antes gracias al Cytotron; nos reconocimos en situaciones límite, nos quedamos maravillados con el futuro de la medicina y prendidos del pasado con sus dioses y su espiritualidad.

Los cuatro merecíamos mirarnos tranquilos, sin el bullicio tradicional de la veintena de parientes, sin los apuros de comer corriendo porque no queda tiempo para brindar a la medianoche, sin compromisos, sin charlas para llenar la mesa.

Estábamos terminando un año tan agotador que nadie, fuera de nosotros cuatro, entendería lo difícil que sería armar una maleta de nuevo.

En 2017 nos subimos a una montaña rusa de sentimientos. Arrancó en enero con la confirmación de que nos íbamos a Bangalore y que le podríamos dar la tan esperada terapia alternativa a Lucca; en julio estábamos del otro lado del globo; volvimos a México con un hijo recuperándose. En noviembre hicimos otro viaje a India con resultados nuevos y un cansancio viejo.

Transitamos de las emociones más felices a los momentos más tristes: se enchinó mi piel muchas veces, se llenó mi garganta de nudos tan duros y mis ojos se mojaron de alegría y de pena.

Escuché la voz de Lucca por primera vez en julio y la de mi papá por última vez en noviembre.

Descubrí a Bruno y el enorme mundo de creatividad, magia y generosidad que vive en él. Viajamos mucho, miles y miles de kilómetros como jamás lo habíamos hecho en nuestra vida.

Nos llenamos de momentos "a.I." y "d.I.": antes de India y después de India; cambiamos la manera de trabajar, de movernos, de creer, de orar, de estar juntos, de disfrutarnos, de pedir, de recibir, de soñar y de agradecer.

Navidad de cuatro. Cena de cuatro. Vida nueva de cuatro.

Horizonte nuevo de cuatro.

Los efectos en el alma

Nunca nos casamos por la Iglesia. Nunca bautizamos a nuestros hijos. Compartía con Andrés una idea muy personal sobre las religiones: no queremos que nos digan qué hacer con respecto a nuestras creencias y tampoco queríamos imponer nada a los niños. Queremos que ellos, cuando puedan conocer, acercarse, necesitar un canal espiritual lo elijan sin tener que aceptar ningún mandato familiar previo.

El día que llegamos a Bangalore subí una foto de la ciudad a Facebook.

Inmediatamente, por mensaje privado, un viejo amigo de mi pueblo en Argentina se puso en contacto. Era Wilberd, un arquitecto boricua que se mudó con su pareja, Gabriel, a La Cumbre, como destino de descanso después de que ambos vivieron por décadas en Nueva York.

Los conocí cuando tenía apenas quince años y trabajaba como guía en un museo, en La Casa de Manuel Mujica Laínez, un escritor famoso que encontró en este lugar, en plena montaña, un refugio para su jubilación.

Gabriel es pintor. En un par de ocasiones realizó exposiciones en ese museo. Los dos siempre me cayeron muy bien: tenían mundo, contaban anécdotas fascinantes, eran relajados, cultos, siempre con un toque de elegancia en todo lo que hacían.

Un par de veces me invitaron a su casa, una propiedad que exudaba buen gusto y calidez. En uno de los cuartos, recuerdo, tenían un altar con la figura de un ser mitad hombre y mitad elefante, con sahumerios prendidos y rodeado de flores. Nunca les pregunté qué era.

Recuerdo que Gabriel, alguna vez tomando el té en el jardín sobre una mesa coqueta, equipada con una vajilla delicada y manteles bordados (una escena que para mí era como salida de una película), me dijo: "Vos no vas a vivir en la Argentina. Tu destino está fuera. Te lo digo con mucho cariño; éste no es tu lugar".

Eso jamás se fue de mi cabeza. Él no lo sabía, pero yo soñaba con viajar, y vivir en otros países. Devoraba las revistas de turismo y recortaba las ofertas de tours del periódico. Tenía una larga lista de ciudades en el mundo por visitar. Siempre me sentí como rehén de mi mente inquieta en un pueblo pequeño.

Casi treinta años después volví a tener contacto con ellos. Se mudaron a Buenos Aires antes de perder contacto y nunca más volvimos a vernos.

Wilberd me preguntó qué hacíamos en India y que si yo recordaba que ellos eran hinduistas.

Le dije que no, le conté qué hacíamos en ese viaje y él me pidió mi teléfono. Gabriel me mandó un mensaje grabado a mi WhatsApp, con esa voz profunda, tranquila y sabia que había olvidado.

Me dijo que él no era un evangelizador, pero que ya que estaba en India (un país al que ellos habían viajado mucho y al que conocían muy bien) fuera a un templo consagrado a Ganesh para pedir por Lucca y nuestra estadía. "Es un dios, dentro del hinduismo, con el que es muy sencillo comunicarse. Es el dios de los imposibles. Él derriba obstáculos y es muy generoso. Pídele y te dará", decía el audio. ¿Cómo se pide a un dios hindú?, fue mi primera pregunta. "Sólo junta tus manos y, así, pídeselo. No hay nada más. Luego, si quieres, te enseño algunas frases. Pero nada mejor que pedir algo desde lo más puro del corazón."

Durante la primera semana en India le pedimos a Venkatesh que nos llevara a algún templo de Ganesh (de los que, según Gabriel, debía haber muchos en una ciudad del tamaño de Bangalore).

Al atardecer, cuando la mayoría de la gente asiste a los santuarios, fuimos a nuestro primer encuentro con Ganesh. Como en todos los templos, dejamos nuestros zapatos en la puerta. Yo iba muy emocionada, porque estaba ansiosa de recibir buenas señales y porque esa insólita reconexión con mis amigos "importados" de la adolescencia me parecía un presagio positivo. Andrés, en cambio, tenía más curiosidad antropológica que una necesidad de encomendarse o de pedir por su hijo.

Ahí estaba, nuevamente, la estatua del hombre con cabeza de elefante que sólo había visto en casa de ellos en La Cumbre. Un bullicio permanente, música monocorde, humo de incienso, rezos en distintos tonos provenientes de los swamis (sacerdotes) del templo con el torso desnudo y apenas unas telas naranjas cubriéndolos de la cintura para abajo. Nos detuvimos en una fila donde la gente entregaba frutas y flores a cambio de recibir una bendición signada con el humo que emanaba de una bandeja con aceite encendido y una marca que consistía en un círculo trazado con polvo rojo entre las cejas.

Compré frutas y flores a la entrada y regresé por mi bendición. Uní mis manos. Pedí con todas mis fuerzas por Lucca. No entendía nada a mi alrededor, pero empezaba a comprender que en mi interior necesitaba rogar, mirar hacia arriba y esperar.

Gabriel nos recomendó preguntar cuál era el nombre de Lucca dentro de la astrología védica. Venkatesh nos llevó un piso más arriba, hacia la oficina del líder del templo, quien, con unas rupias de por medio, revisó en su celular (sí, ya hay una app para estas consultas) y nos dio un nombre místico para nuestro hijo.

Su oficina parecía más la gerencia de un casino que el espacio de un sacerdote: había un monitor que mostraba lo que una veintena de cámaras de seguridad captaba en cada rincón del edificio y también lectores de tarjetas de crédito y altos fajos de billetes.

Salimos con sentimientos encontrados de esa reunión entre dialectos y dinero. Una lluvia torrencial nos frenó en la puerta del templo. Venkatesh, siempre servicial, se ofreció para correr a buscar nuestros zapatos para poder pisar protegidos sobre la oscura e inundada banqueta. Volvió pálido: "Los tenis de 'Sir' no están. Se los robaron".

Hasta ese momento todos nos habían dicho que en India nadie asaltaba, que existen códigos y que no hay robos en ninguna parte. Ya lo habíamos notado. La ciudad era caótica, a veces indescriptible, rara en muchos aspectos, pero en ningún momento la sentimos insegura. Menos en un templo; menos en la puerta de la casa de Ganesh.

Recordé que vi las pantallas en la oficina del swami y fuimos a quejarnos.

Justamente no había ninguna cámara en la esquina donde todos dejaban sus sandalias (éramos los únicos con zapatos cerrados hasta ese momento en que descubrimos que debíamos ir mucho más livianos a los templos). Todos los sacerdotes se acercaron a felicitar a Andrés. "¿En serio así arreglan los robos aquí?" "No —dijo el swami—, nadie roba zapatos en un templo, y si alguien se los llevó también se llevó sus problemas, señor. Usted llegó aquí cargando muchos problemas, muchas preocupaciones y dudas. Todo eso, todo lo que venía con usted, se ha ido con sus zapatos. Además, ¡llueve!, una excelente señal de prosperidad que le está entregando Ganesh." Mitad entre risas, mitad con la sensación de haber sido timados como buenos turistas occidentales, saltamos charcos de dudosa salubridad rumbo al coche.

Al día siguiente le contamos a Kumar lo que nos pasó. Su respuesta fue abrazar a Andrés: "Qué buena noticia, tus problemas se los llevaron tus zapatos". El científico, el físico cuántico, el matemático de los algoritmos a mano alzada, también conocía esa señal.

Lo cierto es que esa misma semana nos ocurrieron algunas casualidades muy bonitas y vivimos acciones de buena fe de muchas personas con las que nos encontramos.

Entre un poco de leyenda y de picardía india, lo cierto es que muchos de los problemas con los que cargamos hasta Bangalore se fueron; entre ellos, gran parte de la epilepsia de Lucca y algunos de los efectos de la parálisis cerebral en su cuerpo.

Fuimos varias veces más a otros templos de Ganesh (menos pretenciosos y comerciales), donde la hospitalidad se sentía en el aire y éramos bien recibidos en rituales y hasta la gente compartía con nosotros su comida. Compramos y "bendecimos" un Ganesh que se mudó a México y a quien todavía le prendo incienso de gardenias en las mañanas con una vela y le sigo pidiendo que termine de quitar las barreras en el camino de Lucca hacia su recuperación. Perdimos unos zapatos de *trekking*, pero recuperamos un par de amigos en Argentina que desde aquel día no dejan pasar una sola mañana sin enviarnos un mensaje de amor al teléfono y contarnos más y más sobre el hinduismo, un camino espiritual que estamos comenzando a conocer y a respetar.

11
CARA A CARA
CON UN INVENTOR SERIAL

La ciencia no es más que oraciones calculadas.
RAJAH VIJAY KUMAR

Bajé del auto dando un salto el día que llegamos por primera vez al Center of Advanced Research & Development (CARD) del doctor Rajah Vijay Kumar. Sentía que tenía el pase para ir al backstage de una estrella de rock.

Él justo salía de su oficina y lo sentí un poco abrumado por mi cara de fascinación, mi apretón de manos y mi abrazo de fan.

"No sabe lo que he esperado este momento: poder estar aquí, poder conocerlo" le dije.

"Ok, ok. Gracias", me respondió moviendo la cabeza de lado a lado y retrocediendo unos pasos.

Acababa de conocer al hombre que inventó el Cytotron, esa máquina futurista que me quitó el sueño durante más de tres años. Tenía tanta esperanza en este tratamiento que hubiera cruzado el mar nadando desde México hasta su instituto.

Kumar es un hombre fornido y bastante alto, tanto que mantiene la cabeza un poco abajo para acercar su mirada al resto de la gente. De piel muy oscura, y abundante y renegrido cabello y barba, sin lugar a dudas lo que más impacta de Kumar son sus ojos grises, casi transparentes, agazapados detrás de sus lentes Ray-Ban.

Usualmente viste pantalones de gabardina beige y camisas con bolsillo para poner adentro su enorme celular dorado, que mira y consulta casi mecánicamente todo el tiempo.

Poco a poco, a medida que pasaban los días, todos fuimos descubriendo en él una personalidad llena de dualidades. Un científico excéntrico y a la vez sencillo, un ingeniero tímido pero por momentos exaltado, un matemático respetuoso con sus pacientes pero también muy riguroso con sus empleados, un genio tan capaz de acompañar de la mano a Bruno hasta su granja particular y mostrarle entusiasmado un ternero que acababa de nacer, como de explicar física cuántica y medicina atómica con una sencillez pasmosa.

Kumar vive con su esposa Rajani y sus dos hijas menores, Vaishali y Vishaka, a las afueras de Bangalore, en un predio bardeado con fuertes rejas y guardias de seguridad con vista a un lago cristalino, bordeado por caminos para pasear. Aquí se mudaron después de que su primogénita Roshini se casara y se mudara de la casa paterna.

En su propiedad de dos hectáreas y media tiene de todo: los laboratorios de investigación, las oficinas, una fábrica en la que produce comercialmente sus inventos en pequeña escala, biodigestores que producen gas natural y alimentan a su propia planta generadora de energía, un altar a Ganesh siempre lleno de flores frescas, un estanque con patos y gansos, un corral de vacas y otro de gallos y gallinas, parrales y hasta un pequeño cafetal donde cosecha sus propios granos de café.

— "Cuidado cuando anden cerca de la entrada principal, porque por allí suele estar la cobra", dice como quien previene de la presencia de un perro.

Recuerdo la cara de fascinación de Bruno diciendo: "¿Una serpiente cobra de verdad?"

— "Sí, no creo que te muerda porque siempre está bien alimentada. Además, si eso pasara, aquí mismo tengo el suero. A mí me atacó una sola vez y a partir de entonces algo cambió químicamente en mi cuerpo: me volví alérgico a los huevos y a los camarones."

La mandíbula de Bruno tardó un rato en regresar a su lugar.

Kumar camina siempre con una mezcla entre acelere y calma mental. Aparece a todas horas, de lunes a lunes, en el consultorio donde se encuentra el Cytotron, en su oficina, en la huerta y a veces por la "Canteen" donde comen cada día los doscientos empleados de su centro y donde un refrigerador esconde las cervezas Kingfisher que le gusta regalarse alguna tarde de calor los fines de semana.

Su casa se encuentra junto a los laboratorios, pero sin duda es donde menos tiempo está.

"Invento para ganarme la vida"

Kumar es como una matrioshka: un personaje que encierra a otro y a otro y a otro.

Cada día, de los casi 90 que hemos convivido con él a lo largo de tres tratamientos, nos mostraba un perfil nuevo, igual de fascinante que el anterior.

Un mañana nos contaba que era actor pero que dejó de trabajar en películas de acción locales por falta de tiempo; otra tarde nos relataba cómo es que se había enamorado de Nadia Comăneci, quien lograra el 10 perfecto en las Olimpiadas de 1976 (él también fue gimnasta en las competencias nacionales de India en 1977); podía aparecer de la nada y contarnos que los amigos de Steve Jobs estuvieron averiguando del Cytotron para llevarlo a unas sesiones, pero su frágil salud en la fase terminal del cáncer no le permitió hacer el viaje a

Bangalore, y otro día nos confesaba cómo decodificó la Disponibilidad Selectiva impuesta por el gobierno de los Estados Unidos, cuando los satélites de geolocalización NAVSTAR inducían errores que complicaban el uso de los GPS y la lectura de mapas digitales por los civiles para fines prácticos. Posteriormente EUA retiró la Disponibilidad Selectiva, por lo que ahora podemos contar con aplicaciones como Google Maps y Waze. Era imposible no quedar fascinada con alguien que tiene algo de ingeniero, matemático y artista, un poco de médico y mucho de misterio.

Su singular talento, como en el caso de la mayoría de los genios, emergió a una edad muy temprana.

"Me acuerdo que a los cuatro años veía a la gente comprar pilas y que para probarlas usaban una tira de papel metalizado de los empaques de cigarros y hacían chispas. 'Eso tiene luz adentro', le dije a mi madre. Fue la primera vez que quedé fascinado por la ciencia", me confesó finalmente en una entrevista que pude hacerle en el tercer viaje que hicimos a India en enero de 2019.

Kumar era un niño preguntón y curioso en un hogar con una madre ingeniera y un padre técnico en una telefónica. Ellos siempre lo animaron a hacer cosas e investigar, aunque eso significara que desarmaría todo lo que funcionaba en su casa.

En su salón cuestionaba a los maestros sin parar y nunca se quedaba conforme con una sola respuesta, "en una época donde en las escuelas sólo se podía escuchar. La educación tradicional no tomaba en cuenta la curiosidad de los alumnos", recuerda.

Su desesperación por aprender y descubrir cosas nuevas y sus constantes interrogatorios no eran una ventaja para Kumar, tanto que tuvo que cursar los diez años de su educación básica en 6 escuelas diferentes.

Hoy Kumar tiene cincuenta y cuatro años y su primer invento lo creó en 1978, cuando tenía apenas catorce. Ideó una manera rápida de contar frutas y verduras en los mercados: con un pequeño sensor óptico (parecido a las cámaras de video redondas que se colocaban en las computadoras para chatear, pero datando de hace cuarenta años) se escaneaba un bulto de frutas, por ejemplo, y calculaba en segundos el volumen que había, evitando la talacha de contar mango por mango. "Mi invento le gustó a mucha gente; fabriqué y vendí muchos de esos dispositivos. Ahí descubrí que uno puede inventar cosas con dos fines: resolver un problema o ganar dinero. A esa edad tener ingresos se siente bien, pero luego entendí que resolver problemas era algo mucho más poderoso", dice acodado en el escritorio de su oficina atiborrada de papeles, maquetas y libros, iluminada por un par de tubos fluorescentes.

A la fecha, suma más de treinta inventos patentados dentro y fuera de India en áreas tan diferentes como medicina, nanotecnología, energías limpias, realidad aumentada, *apps* para celulares (con juegos que inducen el desarrollo de la memoria y los reflejos) y hasta un nuevo sistema basado en inteligencia artificial que permite predecir riesgos de padecimientos cardiovasculares.

En su feudo personal trabaja en varios inventos a la vez y en diferentes temas. En un mismo día es posible que trabaje en 10 proyectos diferentes.

"Para mí, inventar es lograr resolver un problema de la manera más simple y sencilla, es mejorar la calidad de vida de las personas, ya sea desde la ingeniería o la medicina. Y para eso se necesita tener paciencia, perseverancia y nunca rendirse", dice mientras juega con sus dedos dentro de su poblada barba azabache.

Kumar es licenciado en ciencias con especialización en física, química y matemáticas, tiene un posgrado en microelectrónica y un doctorado en ciencias en ingeniería y un MBA en manejo de crisis coporativas. Además habla ocho idiomas.

Esa diversidad de carreras le permitió tener un perfil único, con soluciones poco convencionales para sus inventos.

"He sido ingeniero durante más de veinte años y por eso, por ejemplo, veo el funcionamiento del cuerpo como si fuera un sistema eléctrico, mecánico, químico, electrónico y un sistema computacional en sí mismo. Creo que todos los componentes del cuerpo tienen su analogía: hay conductores, semiconductores, resistencias, transistores, articulaciones mecánicas, motores pequeños, *switchers* y generadores en todo el tejido biológico", cuenta él mismo en su libro *Cytonics, A Mystery of the Living Cell.*

Kumar también es un lector voraz y sus intereses son tan variados como lo es todo en su vida. Lee desde filosofía hasta física, combina libros de ciencia ficción con artículos sobre espiritualidad. También saborea novelas que no tienen un ápice de ciencia. "Cuando lees de distintos temas tienes la capacidad de conectar puntos de diferentes áreas del conocimiento, es como unir el inicio y el fin de un laberinto. Así uno entiende la relación entre la física y la filosofía: siempre hay una conexión, y cuanto más lees, más evidente se vuelve", dice mientras toma un sorbo de café dulce producido, tostado y molido en su casa.

Conectar puntos o ideas que no parecen estar en la misma sintonía es una de sus grandes virtudes. "Los profesionales solemos pensar de una manera muy lineal; desde nuestra especialidad creemos que no hay otras posibilidades de solución a un problema. Tenemos que pensar diferente. Llevamos décadas sin inventos revolucionarios y, ¿sabes algo?, cien años antes de que Fleming descubriera la penicilina para las infecciones, los agricultores ya usaban pesticidas creados a base de hongos. ¡A Fleming le tomó un siglo aprender de los agricultores!", dice mientras manotea.

—¿Cuál fue el detonador para que investigara sobre temas de salud? ¿Estuvo alguna vez muy enfermo?

—Es interesante. No tuve ninguna enfermedad grave, pero sí me morí.

—¿Cómo?

—Me declararon clínicamente muerto a los trece años; me estaban extirpando el apéndice y algo falló en la anestesia. Me llevaron a la morgue y seis horas más tarde una persona de limpieza vió que mis dedos se movían. Toda la experiencia de haber estado muerto me parece fascinante, aunque no recuerde nada. Fue un 28 de marzo de 1975, mi muerte y mi resurrección.

—¿Entonces ésta fue la razón de sus investigaciones y de sus inventos médicos?

—No, fue más una consecuencia de mi tipo de pensamiento. Descubrí que en realidad no tenemos cura para ninguna enfermedad. Y para cambiar algo hay que aproximarse a él desde otra forma de pensar.

Ese "tipo de pensamiento" lo hizo investigar durante años sobre todo lo que afecta, daña o altera al cuerpo humano.

"Lo primero que hice fue lograr discriminar entre lo que es una enfermedad y lo que es un trastorno", se apura a explicarme Kumar con un sentido común brutal:

- Las enfermedades son generadas por agentes externos (como virus y bacterias) y ya hay muchas soluciones, como antivirales y antibióticos, para tratarlas.
- Los trastornos son desórdenes del propio cuerpo: la diabetes se produce por un trastorno del páncreas que deja de producir insulina, el cáncer es un crecimiento desordenado de células, la hipertensión es un desorden del sistema circulatorio y los daños neurológicos también, porque el cerebro no es capaz de cicatrizar heridas producidas por un derrame cerebral o por falta de oxígeno (hipoxia).

"En el mundo actual los trastornos matan a más personas que las enfermedades. Y no se pueden tratar igual que a las enfermedades recurriendo sólo a las medicinas. Hay que encontrar la causa por la cual el trastorno 'desordenó' una función del cuerpo y 'ordenarla', ir al origen, encontrar la manera de que las células sigan trabajando de forma armónica", me decía jugando con sus enormes manos de un lado a otro.

Y una de las epifanías de este razonamiento fue la relación que hay entre las proteínas y los trastornos del cuerpo humano: "Todas las enfermedades no transmisibles son un problema de proteínas".

Para explicar mejor su teoría, me puso como ejemplo al cáncer.

Un tumor se forma cuando una célula no sabe cómo dejar de multiplicarse, o no recibe la señal clara que debe dejar de crecer, un crecimiento desordenado que genera un tumor.

Esa señal depende de una interacción compleja que finalmente regula una proteína llamada P53, cuya función es garantizar que las instrucciones genéticas se copien correctamente y que las células no se dupliquen de forma caótica, sino que entren en un estado vegetativo de la vejez y se programen para morir. Cuando esta proteína y las vías asociadas fallan, todo el mecanismo se desordena, se desvincula de tu cuerpo y ya no es tu cuerpo, no le importa la armonía de tu cuerpo; ya no le importas, eso es cáncer.

"La quimioterapia es una solución química para matar a las células, similar a la guerra química. La radioterapia ionizante es una solución nuclear para matar células cancerosas, similar a una guerra atómica. Las soluciones más nuevas y focalizadas que usan virus diseñados son como la guerra biológica. Pero estamos hablando de tus propias células, no de un agente externo, cualquiera de los anteriores causaría enormes daños colaterales, lo que mataría al "Tú", antes que a las células cancerosas", dice. "Entonces, ¿cuáles son las soluciones: huelga quirúrgica y negociaciones? ¿No es mejor atacar quirúrgicamente y extirpar la mayor cantidad posible de tejido canceroso y enviar una señal que negocie y corrija el trastorno en el resto, restableciendo la ruta de la proteína en lugar de atacarla? Recuerda, el instinto de supervivencia en las células cancerosas se impulsará a sí mismo a dispersarse temporalmente y formar nuevos campos de ataque en algún otro lugar nuevamente, si es atacado usando alguna técnica de guerra. Una vez que logras dar la orden a las células de que dejen de crecer, el tumor se paraliza y luego muere, como todo lo que deja de crecer en nuestro cuerpo y es desechado por naturaleza", me explica sin dejar de aclarar que le llevó 30 años de investigaciones llegar a este razonamiento.

"Enviar señales a las proteínas para que hagan su tarea de una manera ordenada" es la clave de la tecnología de ráfaga de radio rápida del campo rotacional del Cytotron.

Kumar se enfocó en buscar cómo influir en el potencial transmembrana, que es la diferencia entre la carga eléctrica que hay dentro y fuera de cada célula. Influir en esa "pared" permite también regular la interacción de las proteínas con las células.

Las proteínas son la clave para curar (o reprogramar) los trastornos en el cuerpo.

"Yo fui el primer paciente del Cytotron"

En 1987 comenzó toda la investigación científica que culminaría con la invención del Cytotron.

Kumar se enfocó primero en analizar las capacidades regenerativas del propio cuerpo humano: entender cómo la sangre se renueva completa cada 120 días, o cómo cambiamos toda nuestra piel cada tres meses o cómo el hígado llega a regenerase por completo.

Luego volteó a desmenuzar la manera en que ciertos animales regeneran partes de su cuerpo, como las salamandras o las iguanas. "Entendí que toda esa información estaba en nuestros genes, cada célula sabe qué hacer, cada uno de los tres trillones de células que forman nuestro cuerpo."

Las células reciben órdenes. Esas órdenes son impulsos eléctricos. Los cambios químicos tienen un detonador de energía.

"Comencé a investigar sobre la manera de influir en las células progenitoras (que están presentes en todos nuestros tejidos) con una señal electromagnética llamada ráfaga de radio rápida o FRB por sus siglas en inglés, que activara las proteínas responsables de una función y las reseteara si estaban dejando de hacer su trabajo", nos explicaba el día que colocamos a Lucca por primera vez en su Cytotron.

Él le ha dedicado los últimos treinta y dos años a su "Proyecto Cytotron", a estudiar a fondo sobre los trastornos del cuerpo y cómo influir en el funcionamiento de las células para que ordenen nuevamente las funciones que tienen escritas en su "memoria" y dejen de trabajar "desordenadamente". Volver a resetear sus funciones debe eliminar el trastorno.

— "Fui a todas partes buscando respuestas: a la física, a las matemáticas, a la biología, a la electricidad", recuerda.

El primer prototipo de dos cañones lo fabricó en 1987, y lo probó en sí mismo. El primer prototipo del Cytotron moderno lo hizo en 1996 y aún lo tiene en uno de sus laboratorios. Es apenas un aro del tamaño de un ventilador de mesa con muy pocos "cañones", como una tajada de veinte centímetros de ancho del Cytotron actual.

— "En todo lo que invento, primero debo convencerme a mí mismo de que sí funciona. Y soy una persona muy difícil de convencer. Todos los inventos los pruebo siempre primero yo", dice con una pasmosa seguridad.

Para demostrar que el Cytotron podía regenerar o destruir tejidos sólo enviando una silenciosa señal FRB, tomó un mazo y se partió el pie en varias partes. Sí, leyeron correctamente. Cada vez que me ha contado esta anécdota me sigue pareciendo brutal: infligirse un daño de esa magnitud para demostrar que su invento funciona.

En sólo quince días sus huesos soldaron y replicó el tratamiento en quince pacientes con quebraduras.

"Éste fue el primer gran avance en regeneración de tejidos. Demostré que la mejor manera de comunicarse con una célula y una proteína es con una ráfaga de radio rápida, que puede además ser codificada de una manera muy precisa", me explicaba como si fuera algo tan sencillo que parece insólito que a nadie se le haya ocurrido antes.

—¿Qué dijo su esposa de este invento?
—Nada en ese momento, pero luego le regalé un dedo.
—¿Cómo?
—Hace unos años ella se amputó el dedo pequeño del pie izquierdo mientras cerraba la puerta durante una tormenta. La puerta le cortó el dedo en dos partes. No se podía reimplantar o curar; en el hospital los doctores dijeron que le harían unos puntos y el tejido al cicatrizar cubriría el resto y se quedaría sin dedo. Sentado en el hospital, a la mitad de esa noche lluviosa, le pregunté a mi esposa: "¿Quieres tu dedo de regreso?" Asintió con lágrimas en los ojos. Le advertí de los riesgos: "Si lo que hago funciona, tendrás un dedo nuevo, si no, podrías perder hasta la pierna", ella sólo respondió que confiaba en mí. Dimos cualquier excusa en el hospital y escapamos de ahí. Pusimos su pierna en una solución salina hasta que conseguí diseñar un portal para meter su dedo pequeño al día siguiente.

El primer mensaje a las células de sus tejidos del pie fue que se regeneraran y no cicatrizaran como acostumbraban a hacerlo en cualquier herida y que al mismo tiempo recordaran que tenían aún la capacidad de crecer, de regenerarse.

Es un proceso complejo que involucró la acción de varios genes y la modulación de proteínas desde la formación de blastema hasta la liberación de células madre y células mononucleadas que primero sufren una desdiferenciación y luego una rediferenciación de los orgánulos para volver a formar el dedo completo con huesos, piel y nervios, incluidas las uñas y la huella dactilar. En veintiocho días tuvo su dedo completo y hasta el día de hoy siempre dice que es el mejor regalo que le he dado.

Unos días después vi a su esposa en el parque de la casa y le pregunté por esa historia que me parecía, otra vez, de ciencia ficción.

"¿Es verdad que le fabricó un dedo completo?"

Riéndose, y dejando ver esa dentadura blanca y perfecta que sólo los indios tienen, me dijo: "Claro que sí. Mire, lo tengo registrado día por día con fotos que tomé con mi celular".

Y ahí estaba, la secuencia de imágenes de cómo crecía poco a poco su dedo. Luego se levantó delicadamente su sari naranja y ahí estaba el pequeño dedo de su pie izquierdo, con su anillo de plata brillante.

Después de probar experimentalmente su máquina en muchos pacientes y de cumplir protocolos clínicos completos, el Cytotron consiguió las autorizaciones para el uso médico en India, Arabia Saudita y Malasia para casos de osteoartritis y cáncer en fase terminal. "Nos permitieron el uso compasivo del Cytotron para atender a pacientes que ya no respondían al dolor ni con morfina. Lo cierto es que no sólo les quitábamos el dolor, sino que en muchos casos se detenía el crecimiento y la metástasis del tumor", explicaba Kumar.

Hoy hay más de treinta Cytotron, para estas dos indicaciones médicas, en instituciones en India, Malasia, Hong Kong, Arabia Saudita, Abu Dhabi y México.

"Recién en 2012 comenzamos las pruebas piloto para regeneración neuronal en pacientes con esclerosis múltiple, obteniendo resultados alentadores. Después conocí a un neurocientífico del Johns Hopkins en 2014 y fue ahí cuando los estudios piloto se extendieron a parálisis cerebral, accidentes cerebrovasculares, Alzheimer,

Parkinson y otros trastornos degenerativos de la neuronas", dice Kumar.

Lucca fue uno de esos primeros pacientes fuera de India al que se le aplicó de manera experimental el tratamiento.

Aún no están terminadas las pruebas clínicas formales (protocolos con pacientes) para la autorización de su uso público en personas con trastornos neurológicos.

Lograrlo fue una de las tantas cruzadas que libramos en México después de conocer esta terapia, pero por distintos avatares aún sigue pendiente.

"Teóricamente todos los trastornos del cuerpo humano podrían ser revertidos con la modulación de genes y proteínas y FRB producida por el Cytotron, algún día. Hay que investigar aún mucho sobre cómo funciona cada trastorno, descubrir cuál es la proteína involucrada, sus mecanismos y sus vías, para identificar el gen conectado a ella y trazar las vías para desencadenar el cambio. Es un estudio continuo que se prolongará por años."

Un Kumar, muchos Kumares

"Kumar es, ante todo, un inventor crónico. Está pensando constantemente. Tú le planteas un problema y él encontrará una solución. No hay nada que sea insuperable para él", me dijo John Augustus, su primer socio comercial y amigo desde hace más de veinticinco años. Como asesor de Tecnología de Defensa del gobierno de India, Augustus conoció a Kumar en el Centro de Investigación y Desarrollo del Ministerio de Defensa indio, para el cual inventó un dispositivo de diagnóstico cardiovascular para ser usado por los pilotos de los aviones de combate. Se llama Haemoseis-256. Es un dispositivo que hace cartografías del sistema vascular y señala los sitios donde hay puntos débiles y obstrucciones.

Él lo inventó como una manera de monitorear el ritmo cardiaco de los pilotos de los aviones de caza, pero también puede ser utilizado por cualquier persona que necesite un *check up* veloz, preciso y no invasivo para la detección temprana de cualquier problema coronario, pulmonar o renal. "Este invento es la contribución más importante para la humanidad. La Organización Mundial de la Salud y el mundo médico necesitan reconocer el potencial de este dispositivo para introducir una tecnología rápida no invasiva que ayude en la detección temprana de cualquier problema en la circulación coronaria", dice en su perfil de Linkedin otro colega y amigo, G. S. Nayar, un profesor en medicina aeroespacial.

El Haemoseis-256 es tan revolucionario en su ámbito como lo es el Cytotron; ambos fueron aprobados a mediados de 2017 por la Comisión Federal para la Protección contra Riesgos Sanitarios (Cofepris) para que se realicen protocolos médicos con pacientes locales y una vez comprobada su efectividad puedan ser usados de manera abierta en México.

"¡Sus invenciones médicas salvan vidas! Estoy utilizando el Cytotron para curar artritis y tumores malignos con una recuperación clínica de cáncer en casos de detección temprana entre los más de quinientos pacientes que tengo en mi base de datos", agrega Nayar, quien fue uno de los primeros en montar una clínica privada en Bangalore para dar tratamientos con el Cytotron.

"Mis teorías siempre son diferentes; no pienso como la mayoría. Para mí no hay nada que no sea posible. Si alguien me dice que no hay una cura para algo, yo le digo que eso es mentira: podrá ser algo no investigado, pero no incurable. La naturaleza es perfecta y nosotros somos parte de la naturaleza", nos dijo el día que regresábamos la primera vez a México con Lucca mejorando visiblemente.

Augustus me contó una anécdota que lo pinta de cuerpo entero:

Recuerdo una vez que Kumar estaba volando a Estados Unidos y sentado junto a él venían una madre y su hija, una niña. Se pusieron a hablar y en el transcurso de la conversación Kumar le estaba explicando a la madre lo que hacía en términos de ingeniería médica y cómo buscaba soluciones menos invasivas y dolorosas para ciertas enfermedades. La pequeña niña, que los observaba silenciosa, le preguntó a Kumar: "¿Puedes hacer algo por mí?" Ella tenía una enfermedad renal rara y habían viajado lejos en busca de soluciones, aunque regresaban a casa decepcionadas. A lo largo de su estadía en nuestra casa en Estados Unidos, Kumar estuvo pensando constantemente en lo que dijo esa niña. Cada vez que lo veíamos pensativo, decía que pensaba en la niña y en cómo desarrollar algo para ayudar a las personas como ella, con insuficiencia renal. Ocho meses después Kumar desarrolló un dispositivo que ayudaba a personas con su condición y que constantemente se veían obligadas a someterse a diálisis. Desarrolló un cinturón que podría usar cualquiera y que ayuda a forzar la sangre a los riñones para la filtración y, por lo tanto, a reducir la dependencia de diálisis frecuentes.

"Los milagros no son otra cosa que no entender ciencia"

En una cultura politeísta, Kumar siempre repite que él cree en la naturaleza. "Las cosas ya existen; uno simplemente las busca, las investiga. Ya todo está en la naturaleza. ¿Qué he creado yo? Nada; simplemente uno, relaciono las cosas. En física dices que todo viene del hidrógeno, y luego preguntas de dónde viene el hidrógeno; en ese momento dejas la física y entras a la metafísica. Puedes preguntar: ¿quién es Dios? Yo diría que Dios es la naturaleza. Para creer en la naturaleza, tienes que creer que la naturaleza puede hacer cualquier cosa; todas las respuestas están en la naturaleza y eso quiere decir que la naturaleza es Dios. La naturaleza se creó a sí misma. La naturaleza creó a Dios", nos dijo el día que terminamos la terapia y resumió en una presentación de Power Point lo que ocurrió en el cerebro de Lucca.

Una de esas conexiones, que sólo Kumar es capaz de hacer, está asociada con otro de sus inventos, el Aquatron. Es una máquina capaz de limpiar grandes extensiones de agua, de cualquier fuente de agua insalubre, trabajando sobre el mismo principio de que si una onda corta es bombardeada sobre el agua, puede desasociar los elementos atómicos de sus componentes y dejar como resultado agua potable.

Con el Aquatron logró hace unos años que la presa de Omán pasara de ser una mancha chocolatosa de petróleo a una prístina reserva de agua. Un resultado que le valió muchas entrevistas (y clientes) en Medio Oriente. "En realidad es una interpretación de un Veda (textos religiosos milenarios indios) que relata la historia de un dios que después de una gran inundación le cantó al agua y ésta se limpió. Yo pensé: si el sonido es una vibración y la vibración es una onda, las ondas pueden servir para limpiar el agua", explica, convirtiendo algo sumamente complejo en una anécdota desbordante de sentido común.

Recorrer los laboratorios de su centro de investigación es un viaje al futuro, con soluciones que parecen sencillas y a la vez disruptivas: paneles solares duales (que por un lado reciben luz solar para generar energía, mientras emiten rayos ultravioletas hacia el suelo para hacer crecer vegetales bajo estas pantallas); un pequeño reactor especial para generar energía al producir gas licuado del petróleo (GLP) a partir de agua y una fuente de carbón; un dispensador de agua potable que genera agua mediante la absorción de aire y el uso de ondas de sonido de muy alta frecuencia llamada precipitación hipersónica, para crear lluvia dentro de una caja conocida como túnel de lluvia, recientemente se le otorgó la patente a Estados Unidos y está siendo utilizada en lugares donde no hay agua potable en partes de la India, Sudáfrica y Medio Oriente.

"Me gusta su perseverancia contra todo pronóstico. Para mí es un genio más allá del tiempo que, como un profeta, nunca será reconocido en vida, a menos que dejemos que quienes se benefician con sus inventos hablen por él", me decía su amigo John Augustus desde Maryland.

Tomé su idea y recopilé algunas opiniones de terceros para ¿terminar? de armar ese *puzzle* fascinante que es Kumar:

> El doctor Rajah Vijay Kumar ha abierto nuevos caminos. En su trabajo sobresaliente en un tema único, Cytonics (electricidad de las células), él logra una nueva meseta en nuestra comprensión de la función celular.
> Raymond V. Damadian, inventor del resonador magnético

> Para mí es Einstein. Siempre me quedaba un rato más después de las sesiones para tener una pequeña conversación con él, siempre llena de sabiduría. Para mí no es alguien de este mundo y no cabe en mis palabras el sentimiento de agradecimiento que siento por él.
> Guillermo González, paciente con cáncer que lleva seis años viajando a India a tratarse en el Cytotron

> Es la definición y punto de referencia de un genio. Unos pocos minutos con él, discutiendo cualquier tema, bastan para quedar fascinados con las dimensiones científicas de sus interpretaciones de distintos temas de medicina.
> G. S. Nayar, profesor de medicina aeroespacial

Para mí es un Leonardo da Vinci contemporáneo. Es que me vuelve a recordar el libro del neurocirujano Leonard Shlain, Leonardo's Brain, que me inspiró el título de este libro y el razonamiento para ordenar todo lo que nos ha pasado en estos años.

Kumar es un genio con esas mismas dualidades de Da Vinci, un talento exótico que puede usar sin parar ambos lados de su cerebro.

Multilingüe, es una persona que puede tanto darles instrucciones a las proteínas del cuerpo como maquillarse y actuar de villano en una película.

Es un hombre del renacimiento con nueva y adelantada ciencia bajo la manga, con tecnologías para el próximo cuarto de siglo. Lo que se ve de sus invenciones en el presente es trabajo de los pasados veinticinco años. Por ejemplo, pronto presentará al mundo a *Madam Hestia*, un robot basado en inteligencia artificial para predecir la probabilidad que un paciente tiene de sufrir un derrame cerebral o un ataque cardíaco en los próximos diez años, con un nivel de confianza del 94%. *Madam* se diseñó en el año 2000, cuando el hombre común apenas empezaba a escuchar hablar de inteligencia artificial.

Un matemático que genera algoritmos capaces de bombardear un tumor o fabricar una neurona. Un físico que "le canta" al agua con ondas milimétricamente calibradas para limpiarla y que logra revivir a un joven que llevaba doce años con muerte cerebral; un gimnasta que se animó a decirle a Steve Jobs que no lo podría salvar.

"Kumar" fue la primera palabra que pronunció en su vida Lucca, dos sílabas cortas que le permitieron a él comenzar a cruzar la barrera de la discapacidad, y a Kumar comprobar que sus algoritmos, sus estudios de física y sus pruebas a mazazos seguían dando frutos.

12
LA ODISEA DE TRAER INDIA A MÉXICO

En el mundo todo es señal, amigo mío.
El azar no existe.
ANTONIO BUERO VALLEJO

"FYI... El programa se está acabando (amenaza de Kumar) por la 'visita' no aprobada de Ibarra a India a pesar de decirle que no fuera y lo hizo en contra de mis deseos... Ahora a controlar el daño con un plan B". Era un mensaje del Dr. J.

Habían pasado nueve meses desde que regresamos del primer viaje a India.

Yo había decidido trabajar para su causa, para su proyecto de hacer difundir en Occidente —en principio en Estados Unidos y México— la tecnología del Cytotron y sus revolucionarios resultados en enfermedades y trastornos aún sin muchas alternativas.

Tenía contactos de empresarios que podían apoyar financieramente la compra de aparatos, podía ayudar en citas, en cuestiones de permisos de gobierno. Podía ser el brazo ejecutivo en la Ciudad de México del Dr. J. mientras él estuviera haciendo estudios en Maryland o viajando a India.

Habían pasado nueve meses de trabajo, de muchas citas y muchos inversores a los que les habíamos presentado la tecnología y luego un Powerpoint muy concreto del "caso Lucca" y sus cambios y mejoras.

Ese mensaje de WhatsApp a finales de mayo de 2018 sepultaba todo el proyecto de llevar al menos una máquina a México para hacer ahí las pruebas médicas necesarias a pacientes con parálisis cerebral para conseguir la aprobación de las agencias de salud, tanto de México (Cofepris) como de Estados Unidos (FDA).

Yo sabía que Lucca iba a necesitar más sesiones de Cytotron y prefería hacer todo el esfuerzo que fuera necesario para llevar ese dispositivo a México a tener que pensar en que cada tratamiento involucrara viajes de treinta y seis horas en avión.

El Dr. J. desde el principio se vio interesado en dejar en stand by el proyecto de su centro médico en Maryland, con tal de acelerar los permisos y finalmente poder comenzar a atender a Lucca y a cualquier niño con este daño neurológico de este lado del mundo.

Me derrumbé leyendo el texto. No recuerdo haber estado tan enojada en mucho tiempo. Caminaba alrededor de casa con la cara como fuego y el corazón latiendo desesperado mientras tecleaba una respuesta: "¿De qué hablas? No nos puedes hacer esto ahora".

Organicé muchas reuniones con poderosos empresarios que no tenían ningún inconveniente financiero para comprar varios Cytotron, los que fueran necesarios para comenzar con los protocolos con pacientes mexicanos y luego continuar con el negocio de las terapias indias en el país.

Decenas de veces me tocó ver el mismo Powerpoint entre científico y personal (siempre alardeaba con sus grados académicos del otro lado de la frontera) pero nunca terminaba de concretar nada. Ninguna de las citas resultaba en un sí definitivo.

El Dr. J. comenzó a viajar de manera más frecuente a México y en esas visitas le presentamos a Antonio Ibarra, al neurólogo de Lucca.

Apenas vio al Dr. J. lo abrazó y le dijo: "Compadre, necesito que me expliques de nuevo qué es la neurología. La verdad es que siento que no sé nada después de ver cómo ha regresado Lucca. A mí se me mueren muchos pacientes como él de ataques de epilepsia, por ejemplo. Tenemos que aprovechar esta oportunidad".

El Dr. J., con ese estilo declamatorio pausado y un poco pocho que impone, le dijo con generosidad académica: "Por supuesto. Es algo revolucionario que necesitamos proporcionar a más niños. Ya estamos curando lo incurable".

Después de ese primer desayuno, los dos se pasaron varias madrugadas intercambiando ideas y conceptos, y hasta la posibilidad de llevar adelante juntos la parte de pruebas médicas que iban a ser necesarias una vez que el Cytotron llegara a México.

En otra de sus visitas le ofrecí una reunión con Mikel Arriola. Años antes, cuando fue comisionado presidente de la Cofepris, recordaba haberlo entrevistado para el periódico. Entonces él me contó que había logrado que esta agencia mexicana "empatara" las exigencias y los parámetros de aprobación de la FDA en Estados Unidos.

En principio esto fue para que las medicinas innovadoras que los estadounidenses daban por buenas pasaran de manera automática por los mismos filtros de su par mexicana y no cayeran en duplicidad de investigaciones y pruebas que llevaban años, en los que aquellos productos o drogas innovadoras se volvían obsoletos. Tan en espejo quedó el proceso entre México y Estados Unidos, que también se podía hacer el camino inverso: una medicina, una molécula o un dispositivo nuevo aprobados por la Cofepris en México en automático eran autorizados por la FDA. Si esto también serviría para que el Cytotron pasara las pruebas en pacientes mexicanos al mismo tiempo en ambos países, podría ser un gol para nuestro sueño del Cytotron mexicano.

Dos meses después de aterrizar en México, estábamos sentados en la oficina de Arriola, que por esas fechas ya era director del Instituto Mexicano del Seguro Social (IMSS).

Mikel Arriola entendió muy rápido el funcionamiento de regeneración que ofrecía la máquina y se emocionó al ver el video de Lucca diciendo "Kumar" que le mostré en mi celular.

—¿Por qué no hace sus pruebas médicas aquí en el IMSS? Ésta es la institución más grande del país y no le van a faltar pacientes para todas las aplicaciones que tiene esta máquina.

—En realidad estoy tratando de crear mi propio centro antes en Estados Unidos, en el campus del Hospital Johns Hopkins, una infraestructura que ya tengo muy avanzada —dijo sin que se le moviera un solo cabello. Yo sabía que no había más que *renders* de arquitectura en una carpeta engargolada, pero no lo iba a interrumpir en tan breve junta.

—Piénsalo, en este instante le aviso al actual comisionado de la Cofepris para que te reciba lo antes posible y vean juntos la mejor manera de hacer pruebas en el país, donde es mucho más barato que en Estados Unidos.

Salimos de allí y recuerdo que caminando por los largos pasillos de mármol del edificio del IMSS, ubicado sobre Paseo de la Reforma, el Dr. J. me dijo: "Yo nunca haré nada en esta institución. Ya tuve una mala experiencia en el pasado cuando el anterior director quiso quedarse con la propiedad intelectual de otro de mis inventos".

Ese producto —del que luego conocí tanto la verdadera historia como al inventor verdadero— es una crema que reacciona bajo efectos de la luz y permite la detección temprana del cáncer cervicouterino. Era un producto que ya tenía registrado y que le ha valido una buena fama y un par de entrevistas periodísticas en ambos lados de la frontera como "el mexicano que cura el cáncer".

Mientras ocurrían más y más citas con funcionarios y empresarios, el Dr. J. seguía intercambiando correos e ideas con Ibarra, a quien ya le había prometido que se convertiría en el investigador principal de su proyecto de desembarco del Cytotron, independientemente de dónde se hiciera la prueba. "Ibarra y yo publicaremos, en enero o febrero, en la revista *Science* o *Nature*, el caso de Lucca y su recuperación de la epilepsia, esa pérdida de 70% de la actividad que es uno de los resultados más evidentes del éxito de la tecnología", me comentó poco después.

Antonio Ibarra seguía interesado en el tema y comenzó a trabajar para que esas pruebas médicas con pacientes se hicieran en el Hospital Infantil de México Federico Gómez (HIM), y le insistió al Dr. J. que en uno de sus tantos viajes conociera al director general del hospital.

La cita fue breve y accidentada (la junta estaba agendada para el 19 de septiembre de 2017 a las trece horas, pocos minutos antes del último gran terremoto que sacudió a la Ciudad de México).

La locura postsismo diluyó esa visita, y durante los dos meses siguientes, con la poca información que a cuentagotas les pasaba el Dr. J. desde Estados Unidos o desde India, Ibarra y su equipo de médicos del Departamento de Neurología comenzaron a bocetar un esqueleto bastante sólido del ya famoso protocolo para aplicar de manera previa a niños con parálisis cerebral en el país, como paso necesario para que fuera aprobado su uso en México y, por añadidura, en Estados Unidos.

En ese último trimestre de ese 2017, por primera vez el Dr. J. reconoció que no podría hacer las pruebas en Estados Unidos, primero por los costos, y en segundo lugar porque era importante tener un soporte clínico, es decir, hacerlo dentro de un hospital que garantizara el proceso y que, sobre todo, tuviera experiencia en otros protocolos médicos como el que iban a realizar y un buen porcentaje de bateo ante la Cofepris. Ambos elementos los tenía el HIM.

En noviembre, mientras esto avanzaba en México, nosotros estábamos en India en nuestra segunda sesión de Cytotron, a la que no nos acompañó el Dr. J. porque, según él, se encontraba trabajando en los formularios para presentar la autorización ante FDA y hacer las pruebas en México.

Cada vez que lo interpelábamos con respecto a cómo iba el ya famoso protocolo y el proyecto del Cytotron para México, nos daba largas, y nos soltaba migajas de información, como descubrimos era su estilo de comunicación. Volvimos a las mismas letanías que nos tuvieron casi tres años esperando el viaje a India.

Una quincena antes de que terminara 2017, el Dr. J. me escribió diciéndome que ya había ingresado el protocolo en la FDA y que ahora debíamos esperar un trimestre para que la agencia aceptara o no hacer las pruebas médicas.

Apurado por terminar el protocolo mexicano de pruebas médicas (y no confiando del todo en la experiencia de Antonio Ibarra), dos meses más tarde (ya en febrero de 2018) llegó a México con un abogado coreano-estadounidense que era un astro armando y consiguiendo aprobación de protocolos, una consultoría que vendía a laboratorios en Estados Unidos.

Una mañana Andrés y yo recorrimos con este especialista, el Dr. J. y el propio Ibarra los pasillos del Hospital Federico Gómez hasta llegar al lugar que podía ser el adecuado para el Cytotron: una gran sala que otrora fuera un archivo de radiografías.

Cuando nos llevó al área de neurología nos dio un dato apabullante: recibían cada año trece mil nuevos pacientes con parálisis cerebral, la gran mayoría con epilepsia, que se iban con un tratamiento que no siempre podían seguir sus padres y que morían en alguna crisis.

México tiene una de las incidencias más altas de personas con parálisis cerebral infantil: 60% por encima del promedio mundial. De hecho es la principal causa de discapacidad en los niños mexicanos (seis de cada diez). El coreano seguía el tour por el hospital pero comenzó a preguntar sobre los mejores puertos para ingresar la máquina importada desde India. Y ahí tuve una iluminación:

—Dr. J., recuerdo que alguna vez nos comentó que ya había comprado con unos ex socios mexicanos un Cytotron para México. ¿Por dónde ingresó? ¿Aún está esa máquina en el país?

—No lo recuerdo. No sé bien a través de qué aduana fue. Pero eso es cosa del pasado.

Estábamos en marzo y ya llevábamos siete meses sobre una montaña rusa con esa loca idea de replicar en el país las terapias futuristas inventadas por Kumar.

Siempre faltaba algo a último momento. Siempre se complicaba algo a último minuto.

El Dr. J. aparecía en cada ocasión con una nueva idea, con un nuevo inversionista o con un nuevo paciente con el cual debía viajar de improviso a India para tratarlo antes en las instalaciones de Kumar.

Si bien al parecer ya contábamos con un hospital y un equipo de entusiastas neurólogos y teníamos (también al parecer) un experto en tramitar protocolos *fast track*, aún faltaban muchas cosas: la aprobación final del director general del hospital, el visto bueno del patronato del mismo (que decide sobre las inversiones que hay que hacer, como, en este caso, para ceder el espacio donde se colocaría la máquina) y, sobre todas las cosas, necesitábamos el dinero para comprar uno (o, idealmente, dos) Cytotron.

Providencialmente en esas fechas, gracias a amigos en común, me presentaron a la esposa de un poderoso empresario con una reconocida cadena de tiendas de electrodomésticos, que incluso ya tenía su propio banco. Ella también tiene una hija mayor de edad con parálisis cerebral que vivía fuera del país y le interesaba saber si ella podría también recibir esta terapia.

Como en todos los casos anteriores (desde que regresamos exultantes de India, decenas de personas dentro y fuera de México me pidieron los datos para ir a Bangalore por diferentes dolencias), la puse en contacto directo con el Dr. J. Una semana más tarde madre e hija viajaron a Maryland a entrevistarse directo con él y saber si podía ser candidata o no a someterse al tratamiento inventado por Kumar.

Ella estaba impactada (como todos) con los materiales que vio sobre los resultados de Lucca. La reunión terminó con un cheque de siete cifras en dólares que le permitía comprar el Cytotron para la prueba mexicana. ✓ Check

El siguiente paso era el espacio. Aproveché mis contactos y busqué a algunos empresarios que son parte del Patronato del hospital. Conté nuevamente toda la historia de Lucca. Les pedí su apoyo y esos votos fueron fundamentales para que, en la reunión de benefactores apenas un mes más tarde, las manos levantadas aprobando el proyecto del Cytotron ganaran y el espacio quedara apartado para este fin. ✓ Check

Por su lado, Antonio Ibarra ya tenía también un sí por parte del director de alojar este proyecto en el HIM. ✓ Check

Y como sucedió durante el proceso, desde que conocimos el Cytotron y en adelante, ese preciso momento en el que parecía que ya habíamos "hecho cumbre" y teníamos todo listo y resuelto, caímos en otra barranca. De 2014 a 2018 seguíamos pendulando entre buenas y malas noticias, entre esperanza y desazón, entre incertidumbre y resultados maravillosos, días, meses y años de medias verdades y poca claridad.

Debutaba abril y el Dr. J. me envió un mensaje urgente por WhatsApp: "Los médicos del Hospital Infantil (el Comité Científico) no quieren que el Cytotron esté en México (¿¿??). Voy a necesitar tu ayuda política y social... Te hablo en un rato más... Estoy llamando a Los Pinos y amigos VIP también".

Le marqué desesperada:

—¿Qué es el Comité Científico? ¿Por qué no teníamos este paso contemplado desde antes?

—Todos los hospitales tienen uno. Es el que aprueba o no el uso experimental de una droga o de un dispositivo en sus pacientes y parece que no les convencen las pruebas de seguridad que les doy sobre Cytotron. Creo que hasta aquí llegamos...

—¿Cómo? Si ya tenemos el sí de todos, hasta del director del hospital. ¿Él no los puede convencer?

—No. Son órganos independientes. Habría una sola manera de conseguirlo, pero es imposible... —me dijo, como quien tira una carnada hacia un cardumen de peces hambrientos.

—Dime qué hay que hacer, a quién hay que buscar y te juro que lo consigo.

—Sólo el secretario de Salud puede ayudarnos.

—Déjamelo a mí. Yo te la consigo.

Efectivamente, en dos horas le saqué una cita para esa misma semana con el por entonces secretario de Salud, José Narro. "Sólo tiene 35 minutos en su agenda", me recalcó su secretaria privada.

Cuatro días más tarde estábamos en la sede de la SSA entre las avenidas Paseo de la Reforma y Lieja, disfrutando los frescos de Diego Rivera y esperando la reunión. Cuando entramos, Narro nos alertó que tenía pocos minutos porque había una reunión urgente en la Presidencia y, efectivamente, el teléfono rojo de su despacho estaba titilando desde que nos abrió la puerta. Ni todas esas señales y advertencias hicieron mella y el Dr. J. quería aprovechar la reunión para vender su importancia en este proyecto, antes que el apoyo para el Comité. Mientras pasaban los minutos y la luz del teléfono rojo seguía encendida, Narro le pidió que fuera al grano.

Decidí saltarme al Dr. J. y le conté en diez minutos qué queríamos hacer en México y hasta dónde habíamos llegado con todo el plan en los últimos ocho meses.

—Tengo un hijo con parálisis cerebral que cambió gracias a esta máquina. Hemos hecho todo; sólo nos falta que los comités de Investigación, Ética y Bioseguridad den su visto bueno en el Hospital Federico Gómez —le dije y le mostré (como a tantos a estas alturas) el video de Lucca diciendo "Kumar" que siempre llevo guardado en mi celular.

Narro se conmovió y me dijo que él se encargaría directamente de hablar con los comités para que avance el proceso e, incluso, que nos ayudaría para que el director general del Hospital Infantil tomara en sus manos los trámites ante la Cofepris.

Ahora, volviendo sobre mis pasos, entiendo por qué conseguí finalmente el turno para poder ir a tomar la terapia con el Cytotron a India. No, no fue por mi insistencia ni por el interés altruista de probar la tecnología con un niño occidental con parálisis cerebral. Yo tenía una agenda "política y social". Por mi experiencia en medios tenía acceso directo a funcionarios, a empresarios, a inversionistas, a políticos, un ingrediente perfecto para el Dr. J., quien llevaba décadas fuera del ambiente mexicano.

Yo no tenía dinero, ni podía ser uno de sus siempre misteriosos *angel investors* pero sí tenía acceso rápido a quienes toman decisiones y tenía credibilidad en espacios donde luego descubriría que él estaba en la lista negra. Y usó éste, mi único "recurso intangible", hasta que agotó el último contacto para luego desaparecer del mapa.

El *fund raising* de siete cifras del Dr. J. no acabó con el dueño de la cadena de tiendas de electrodomésticos. A finales de abril le pagó a Antonio Ibarra los boletos para que volara a Washington y lo acompañara a presentar los resultados de Lucca y el proyecto que diseñó para el hospital ante un nuevo grupo de inversionistas mexicanos, ex dueños de una famosa marca mexicana vendida recientemente a una corporación internacional. "Estuvimos con estos ejecutivos, de quienes no recuerdo sus nombres, y nos fue bien, porque conseguimos un millón de dólares más", me contó meses más tarde el propio Ibarra.

Pero a pesar de haber estado juntos, de haber conseguido los fondos frescos y de saber que todo el equipo de Neurología del Hospital Infantil seguía empujando el lápiz para afinar detalles del protocolo de pruebas médicas, el Dr. J. nunca se quedó con una sola opción (luego me enteraría de que ni siquiera con dos) con tal de no tener que compartir méritos con nadie ni repartir beneficios tampoco. Hasta ese momento siempre se manejó de manera independiente y solitaria, pidiendo los favores y los cheques necesarios pero dejando claro (cuando se pudiera) que no había ningún intercambio por esos apoyos. Los cheques en dólares siempre eran "donativos a su persona u organización" para continuar con las investigaciones nuevas que pudieran potenciar los usos del Cytotron.

Trabajó por su cuenta con el nuevo comisionado de la Cofepris durante el fin del sexenio de Peña Nieto, quien se enamoró (dijo) del Cytotron y quiso que las pruebas médicas se hicieran lo antes posible, porque uno de sus planes era inaugurar en la agencia una nueva área de Investigación y Desarrollo y el debut podría ser precisamente este dispositivo tan impresionante.

—Cómo ves, Bárbara, está tan impresionado sobre las oportunidades que abre esta tecnología que me sugirió que movamos todo el proyecto a un centro similar, en el Instituto Nacional de Pediatría.

A mí aquello me sonó a otro retroceso en lo que habíamos logrado y también a una traición para quien seguía trabajando y seleccionando a los pacientes que cumplían con los perfiles de las pruebas. Muchos padres ya habían sido avisados de esta nueva oportunidad y hasta habían formado un grupo de oración para que todo llegara a buen puerto.

—No entiendo, ¿dónde estamos exactamente? ¿Cuánto falta para echar a andar todo ahora que quedó listo y que no falta nada? —le dije cuando me contó la idea (otra vez sacada de su galera de novedades) de cambiar de institución al Cytotron y las pruebas.

—Ahora están terminando de fabricar la máquina en Bangalore. Mientras, hay que insistir con la Cofepris para que apruebe el nuevo protocolo.

La visita a José Narro surtió efecto y una semana más tarde el Hospital Infantil emitió un comunicado donde confirmó que todos los comités daban su aprobación para "el estudio piloto de cerebro en niños con parálisis cerebral infantil a través de la resonancia magnética nuclear cuántica de campo rotacional (RFQMR), como tratamiento paliativo".

Otro obstáculo superado. ✓ Check

Aunque parecía imposible, aunque demandó llegar a lo más alto del sistema de salud mexicano, conseguimos superar el que creíamos sería el último dique para arrancar con nuestro plan, para tener el Cytotron cerca y poder darle una tercera sesión ese mismo año a Lucca, pero esta vez sin cambiar de huso horario.

Estaba tan emocionada por haber logrado mover estructuras tan pesadas y haber pulverizado tantos "no", que mandé a todos los involucrados en esta cruzada una copia del documento.

Mientras en una ventana de mi WhatsApp Kumar, desde India, ponía un cálido: "So happy", en otra el Dr. J. me replicaba algo muy diferente: "Fyi... a Kumar no le importa si aprueban el protocolo o no... A él le importa que le pague un millón de dólares por una licencia que todavía no existe y que estoy aprobando.... Hasta la fecha he gastado más de ocho millones de dólares en todo esto..." Comencé a notar que había dos discursos, dos historias paralelas y, al menos, dos estilos encontrados: el del inventor y el de su intermediario médico.

Un par de días más tarde, en un intercambio de WhatsApp con Kumar, a quien siempre mantenía al tanto de las novedades acerca de Lucca y le enviaba regularmente fotos de sus avances, él me contó que estaría de visita en México en junio y que, más allá de su agenda, reservaría dos días para visitarnos para volver a estar con su amado Lucca.

Para sumar más suspenso a la historia, antes de despedirse escribió que no sería su última visita, pues el Dr. J. le había organizado una gira por Estados Unidos y México en julio.

A estas alturas Andrés y yo comenzamos a desesperarnos, otra vez. Sabíamos que Lucca necesitaba una o dos sesiones más de Cytotron para ver más mejorías.

Pero no podíamos planear nada sin antes saber si el Cytotron llegaría pronto al país, o cuándo efectivamente serían las fechas de los viajes de Kumar a México para no desencontrarnos, si es que la opción más segura a estas alturas era regresar por tercera vez a Bangalore.

La incertidumbre era lo único seguro.

Todo por la borda

Al regreso de la gira recaudatoria por Washington, Ibarra le propuso al Dr. J. viajar a India para conocer y tener una entrevista con Kumar antes de que llegaran sus dispositivos al país. Su intención era desahogar algunas dudas técnicas, sobre todo en cuestiones de seguridad, para esos veinte pacientes que debutarían con el Cytotron en México, y también para ver las instalaciones donde estaba conectado en India y replicar al máximo su departamento de investigaciones de este lado del mundo.

Si él ya era (o parecía ser) el director médico del protocolo en el país y su firma estaba en todos los documentos presentados a la Cofepris, lo menos que podía hacer era conocer de primera mano aquello que sólo aceptó por lo que vio en Lucca.

Al principio el Dr. J. accedió y le dijo que era una gran oportunidad para ir juntos a Bangalore (no soportaba la idea de que alguien viera solo al inventor del cual tenía la exclusividad).

A medida que se acercaba la fecha, el Dr. J. le advirtió a Ibarra que era mejor no ir a India , porque estaba teniendo problemas con Kumar y una situación difícil con los "otros" que tienen el Cytotron en México, y le prohibió ir a ver a Kumar y viajar a India.

Antonio Ibarra no siguió las indicaciones y partió a conocer el Cytotron en su casa matriz y de paso cuidar su licencia profesional y la seguridad de sus pacientes.

El 20 de mayo de 2018 desembarcó en Bangalore y nos mandó un mensaje a Andrés y a mí para que le diéramos la dirección del instituto de Kumar. Nosotros le dimos los datos e incluso le ofrecimos avisarle al propio Kumar que la visita del neurólogo de Lucca, del médico que llevaría adelante el proyecto para parálisis cerebral en México, era una buena oportunidad de que se conocieran.

Cuando Kumar respondió que no tenía la menor idea de esta visita, le dijimos inocentemente que nos parecía raro que esa reunión tan natural no hubiera sido planeada ni avisada antes por el Dr. J. Ignorábamos que se trataba de un viaje "no autorizado". A pesar de la sorpresa, Kumar aceptó la visita. Después de un par de horas de charla, Ibarra entendió por fin cómo funcionaba el Cytotron y la seguridad que brindaba.

Nada de esta visita habría llegado a oídos del Dr. J. si Lucca no hubiera tenido una convulsión. Como ya era nuestra costumbre, informamos de esta crisis al chat de WhatsApp "Cytotron México", que compartíamos con Ibarra y el Dr. J.

A las pocas horas el neurólogo contestó dando una serie de recomendaciones y cerrando su mensaje con un "Saludos desde India".

Un día más tarde me llamó el Dr. J. Con tono cándido, y sin dejar traslucir la furia que lo embargaba, me preguntó:

—Bárbara, ¿cómo estás? ¿Cómo sigue Lucca?... A propósito, ya que estamos en línea, ¿tú le habrás dado de casualidad al doctor Ibarra la dirección de Kumar en Bangalore?

Mi reacción —tal vez un rapto de intuición de que la pregunta no era para nada casual— fue veloz:

—No, ¿por qué?

—Vamos, dime. ¿Se la diste o no? Porque nadie más los conoce a los dos. Yo le prohibí terminantemente a Ibarra visitar a Kumar y, ¿qué crees?, me desobedeció.

—No tengo idea de qué me hablas. Pero ¿cuál es el problema?

—La confianza. Esto es muy grave, porque te recuerdo que tenemos firmado un NDA.

—No entiendo, ¿qué?

—Un NDA, un acuerdo de confidencialidad que tú rompiste —contestó ya levantando el tono de su voz, y comenzó a gritarme por teléfono—. Tú no sabes el daño que has hecho con esto. Kumar está furioso; me envió un mail muy agresivo porque piensa que Ibarra es un espía del gobierno mexicano y este viaje puso en peligro mi propia relación de muchos años con él. El proyecto del Cytotron en México se acaba por tu culpa.

—No me puedes decir eso, después de todo lo que yo te he ayudado con este plan —le contesté también a gritos.

—Tú no hiciste nada, Bárbara.

—¿Cómo? Primero, te entregué armada la historia de Lucca y sus resultados para que juntaras bastante dinero en estos meses de tus *angel investors*; te abrí puertas, te conseguí el médico que hiciera las pruebas, el hospital, los pacientes, los votos del patronato y hasta la cita con Narro.

—A José Narro lo conseguí yo con mis amigos de la Presidencia.

—¿Enloqueciste? ¿Te olvidaste de todo lo que hice? ¿Quieres que te envíe los correos cruzados con la asistente del secretario y luego contigo para refrescarte la memoria?

—¿Sabes qué es lo que has hecho, Bárbara? Les acabas de quitar la posibilidad de curar la parálisis cerebral a millones de niños de todo el mundo. ¡Eso lograste!

—No te voy a permitir que, después de todo esto, metas a millones de niños en el jardín de mi casa para que además de la bronca que tengo también sienta culpa. Mañana, cuando comience el día en India, buscaré a Kumar para que me lea ese mail tan intimidatorio y nunca más te atenderé el teléfono. Habla con Andrés si quieres saber algo.

Colgué y me puse a llorar en la puerta de mi casa.

No podía creer que todo se hubiera acabado. Que los planes de nueve meses de trabajo colgaban del delgado hilo de una visita informal.

Su siguiente mensaje, pocas horas después, daba la estocada final: "Fyi... El programa se está acabando (amenaza Kumar) por la 'visita' no aprobada de Ibarra a pesar de decirle que no fuera y lo hizo en contra de mis deseos... Ahora a controlar el daño y con un plan B".

Pero lo que nunca tuvo en cuenta es que una periodista enojada se vuelve más curiosa y en estos años ya había aprendido a poner a trabajar el coraje a mi favor.

En realidad el Cytotron no se fue por la borda.

Comencé a atar cabos sueltos y llegué a descubrir lo que el Dr. J. había tratado de ocultar a toda costa: que mientras peleábamos para traer una máquina desde India ya había en México, inactivo y oculto desde hacía años, al menos un Cytotron, y con él, la esperanza de volver a empezar.

Ya lo habíamos hecho antes.

13
LOS CYTOTRON OLVIDADOS EN MÉXICO

La esperanza es un arma poderosa incluso cuando todo lo demás está perdido.
NELSON MANDELA

En la secundaria recuerdo haber leído un cuento de Jorge Luis Borges que ha vuelto a mi mente muchas veces desde que el Dr. J. desapareció de México, y con él, creía yo, los planes mexicanos para el Cytotron.

Es una excelente metáfora para los tres meses más intensos de este proyecto que me esperaban después de aquel inolvidable mensaje de "Se fue todo por la borda".

"Historia de los dos que soñaron"

El historiador arábigo El Ixaquí refiere este suceso: "Cuentan hombres dignos de fe (pero sólo Alá es omnisciente y todopoderoso y misericordioso y no duerme), que hubo en El Cairo un hombre poseedor de riquezas, pero tan magnánimo y liberal que todas las perdió menos la casa de su padre, y que se vio forzado a trabajar para ganarse el pan.

Trabajó tanto que el sueño lo rindió una noche debajo de una higuera de su jardín y vio en el sueño un hombre empapado que se sacó de la boca una moneda de oro y le dijo: 'Tu fortuna está en Persia, en

Isfaján; vete a buscarla'. A la madrugada siguiente se despertó y emprendió el largo viaje y afrontó los peligros del desierto, de las naves, de los piratas, de los idólatras, de los ríos, de las fieras y de los hombres. Llegó al fin a Isfaján, pero en el recinto de esa ciudad lo sorprendió la noche y se tendió a dormir en el patio de una mezquita. Había, junto a la mezquita, una casa y por decreto de Alá Todopoderoso, una pandilla de ladrones atravesó la mezquita y se metió en la casa, y las personas que dormían se despertaron con el estruendo de los ladrones y pidieron socorro. Los vecinos también gritaron, hasta que el capitán de los serenos de aquel distrito acudió con sus hombres y los bandoleros huyeron por la azotea.

"El capitán hizo registrar la mezquita y en ella dieron con el hombre de El Cairo y le menudearon tales azotes con varas de bambú que estuvo cerca de la muerte. A los dos días recobró el sentido en la cárcel. El capitán lo mandó buscar y le dijo: '¿Quién eres y cuál es tu patria?' El otro declaró: 'Soy de la ciudad famosa de El Cairo y mi nombre es Mohamed El Magrebí'. El capitán le preguntó: "¿Qué te trajo a Persia?" El otro optó por la verdad y le dijo: 'Un hombre me ordenó en un sueño que viniera a Isfaján, porque ahí estaba mi fortuna. Ya estoy en Isfaján y veo que esa fortuna que prometió deben ser los azotes que tan generosamente me diste'.

Ante semejantes palabras, el capitán se rio hasta descubrir las muelas del juicio y acabó por decirle: 'Hombre desatinado y crédulo, tres veces he soñado con una casa en la ciudad de El Cairo, en cuyo fondo hay un jardín, y en el jardín un reloj de sol y después del reloj de sol una higuera y luego de la higuera una fuente, y bajo la fuente un tesoro. No he dado el menor crédito a esa mentira. Tú, sin embargo, engendro de mula con un demonio, has ido errando de ciudad en ciudad, bajo la sola fe de tu sueño. Que no te vuelva a ver en Isfaján. Toma estas monedas y vete'.

El hombre las tomó y regresó a su patria. Debajo de la fuente de su jardín (que era la del sueño del capitán) desenterró el tesoro. Así Alá le dio bendición y lo recompensó."

Los últimos días de julio de 2018, a un año de haber regresado del primer viaje a India, ya habíamos perdido todas las esperanzas de poder tener el Cytotron y sus tratamientos en México.

Ya no había ninguna oportunidad de que Lucca tomara las siguientes sesiones de terapia con Cytotron en el país. Decidí usar el tiempo para al menos ocuparme de algo que sí era seguro en ese año: terminar este libro.

Comencé a hacer entrevistas alrededor de nuestra historia, un ejercicio periodístico que nunca imaginé que me ayudaría no sólo a completar la trama sino que además me permitió atar muchos cabos sueltos y a la vez iluminar rincones oscuros gracias al relato de cada una de las personas que conocían el tratamiento.

A todos los conocía. En la mayoría de los casos eran charlas rápidas para corroborar fechas y diagnósticos. Pero había un par de personas muy importantes en la trama que jamás conocí: los Autrey.

Años antes, en algunas charlas con el Dr. J., él nos explicó que existían dos Cytotron en México, fruto de una sociedad que había tenido mucho antes con la familia Autrey. Ellos comenzaron a contactar y a enviar pacientes para tratarse en el instituto de Kumar a partir de 2014.

¿Cómo eran los Autrey? ¿Qué pasó con su proyecto mexicano? ¿Qué habían hecho con las máquinas que habían comprado para México? Decidí buscar al miembro de esa familia que ya había dado entrevistas sobre su empresa distribuidora de dispositivos médicos que prometía "nuevos aparatos" para nuestro país.

—Hola, ¿hablo con la asistente de Ricardo Autrey?

—Sí, ¿qué necesita?

—Soy Bárbara Anderson y quiero hacerle una entrevista sobre su empresa.

—¿Cuál es el tema?

—Dígale sólo tres palabras: Kumar, Cytotron, India.

A los 10 minutos Autrey me llamó y me presenté.

—Hola, soy la mamá de Lucca, un niño con parálisis cerebral que recibió dos tratamientos en Bangalore el año pasado. Me gustaría saber si ustedes siguen en contacto con el Dr. J. y si es cierto que hay un Cytotron en México.

—Es una larga historia. Sí, somos socios desde hace cuatro años y tenemos no una sino dos máquinas en el país.

Apagué el celular y me quedé mirando en el vacío.

No podía creer lo que acababa de escuchar.

Sin duda había un nuevo Everest enfrente que nunca pensé encontrar.

Cuando me reuní con Ricardo Autrey, él escuchó atentamente todos los avatares que habíamos pasado, supo de nuestros dos viajes a India, de cada una de las mejorías de Lucca, y hasta vio la imagen del espacio dentro del Hospital Infantil de México donde habíamos soñado que se instalara el Cytotron (y la tonelada de gestiones que requirió).

Él anotaba en su agenda palabras sueltas, movía la cabeza de un lado al otro como si no diera crédito de todo lo que le contaba y de todo lo que había pasado en el corto (o larguísimo) lapso de un año alrededor del Cytotron.

"Lamento mucho todo esto. No conocía nada acerca de Lucca ni de ustedes detrás de todo esto, ni de los planes de comprar y traer máquinas al país. Ahora déjame contarte mi lado de la historia", me dijo, mientras cerraba su agenda y yo abría la mía.

En 2013, a través de funcionarios de salud pública conocieron al Dr. J., quien acababa de tener acceso a Kumar y sus inventos.

Como todos, los Autrey quedaron fascinados con las posibilidades que abría esta máquina (por encima de los otros productos médicos). Realmente era una tecnología disruptiva, no invasiva y que no tenía competencia en el mercado.

Con mucho conocimiento del negocio de proveeduría médica y el potencial del Cytotron, decidieron armar una empresa en común. La nueva firma contaba con 50% de acciones de la familia Autrey y el otro 50 de una compañía del dr. J. en Estados Unidos con un *pool* de inversionistas estadounidenses y mexicanos).

Una de las primeras acciones de los nuevos socios fue comprarle a Kumar un Cytotron para traer a México en marzo de 2014.

El plan era el mismo que habíamos escuchado en los últimos meses: traer el aparato, ubicarlo en un hospital que tuviera la infraestructura para hacer pruebas médicas, lograr la aprobación de uso público de la Cofepris y arrancar un negocio boyante con un dispositivo futurista.

Esa primera máquina que llegó al país se colocó en el sótano del Hospital 20 de Noviembre del ISSSTE, en la colonia del Valle de la Ciudad de México, a la espera de dar arranque a pruebas médicas para dos tratamientos específicos que las autoridades de Salud ya les habían autorizado: osteoartritis y tumores sólidos malignos en fase 4.

"El segundo Cytotron se encuentra en nuestras bodegas, por lo que tu llamada y esta reunión parece providencial —agregó Autrey—; si ustedes ya tienen el espacio, un protocolo aprobado y pacientes para las pruebas médicas, qué mejor que llevarlo al Hospital Infantil, y hasta podría usarlo Lucca para su tratamiento."

Salí de esa reunión con la misma sensación que me produjo la primera llamada con el Dr. J. en la entrevista con Jesús Vizcarra: luz, esperanza y una bocanada de aire fresco que me decía: No todo está perdido.

El proyecto del Cytotron para México estaba (por tercera vez) en marcha.

14
LOS DOS HEMISFERIOS DE LUCCA

Nada está nunca acabado.
Basta un poco de felicidad para que todo vuelva a empezar.
ÉMILE ZOLA

"On board": el 8 de agosto de 2018 me llegó por WhatsApp este mensaje del neurólogo de Lucca, Antonio Ibarra.

Habían pasado apenas dos semanas desde que tuve el revelador encuentro con Ricardo Autrey. A partir de ese momento se organizaron varias reuniones entre él y los médicos de su empresa con el equipo del Hospital Infantil de México, para revisar a fondo la propuesta de hacer ahí las pruebas médicas. "He leído el protocolo que escribieron y que presentaron a la Cofepris y es poesía pura. Ya estamos elaborando los contratos de comodato de las máquinas y el patrocinio de los estudios. Espero tenerlos esta semana para firmarlos", me confirmó el propio Ricardo. Las instalaciones necesitaban trabajo de albañilería y ajustes físicos, pero todo lo demás estaba en orden.

Curiosamente, para la muerte y la resurrección del Cytotron en México se usaron metáforas marítimas: tres meses después de que el Dr. J. avisara por chat que todo se había ido "por la borda", Ibarra nos avisaba que el proyecto estaba "on board".

El mes de agosto fue más intenso en noticias, avances, discusiones, negociaciones y revelaciones, en comparación con todo el año previo que estuve buscando una oportunidad de usar la tecnología de Kumar en el país.

Para los Autrey, encontrarse con un proyecto tan avanzado y firme les dio el impulso final para poner el acelerador a su plan: por fin pondrían en marcha las máquinas que compraron al otro lado del mundo. Todo esto lo compartieron con los representantes de Kumar en América, el matrimonio de John y Meena Augustus. Ellos fueron quienes vendieron los dos aparatos que están en el país y tampoco supieron nada sobre Lucca y sus avances, ni de los protocolos para tratamientos con niños preparados en México ni de las peripecias y los laberintos por los que se movieron estos aparatos hasta esa reunión que tuve con Ricardo Autrey.

Otra vez crecía la posibilidad de usar las máquinas que descubrimos en el país para tratar a Lucca. Entonces decidí enviarle un mensaje a Kumar.

Ya sabía que los ingenieros de su equipo viajarían a México para armar las dos máquinas (una para el Hospital Infantil y la otra para el Hospital 20 de Noviembre) y que incluso él mismo llegaría a dar la capacitación a los operadores locales de Cytotron. Le pedí que viajara con el disco del tratamiento de Lucca (con el tratamiento hecho a su medida y que ya habíamos usado dos veces en su instituto) para seguir con sus sesiones, ahora a unos pocos kilómetros de mi casa. Lejos de lo que me imaginé, su respuesta fue rotunda: no.

Según su breve explicación por teléfono, las máquinas compradas por los Autrey eran un modelo viejo, que necesitarían ciertas adecuaciones técnicas para poder usarse para regeneración de tejidos en caso de desórdenes neurológicos. Además volvió a recordarme que el Dr. J. tenía la exclusividad mundial de ese tipo de terapias. Casi con tono naíf me pidió que hablara con él y que nos pusiéramos de acuerdo, porque él le había comprado una máquina que instalaría en el país, justo para hacer las pruebas médicas para personas con parálisis cerebral.

Exploté.

Grité y lloré en la banqueta de mi casa. Tenía rabia, una gran desazón e impotencia.

Otra vez volvía a la casilla cero.

Después de padecer el vía crucis en el intento de concretar el plan con el Dr. J. durante casi un año, luego de tratar de rescatarlo moribundo con Antonio Ibarra incluso después de haber ubicado las máquinas en nuestra ciudad y de conseguir todo el apoyo de sus dueños... no íbamos a poder usar el Cytotron con Lucca.

Pero, aun así, sólo nos quedaba la opción de viajar al otro lado del mundo por tercera vez.

Cáncer, el punto de partida

El uso más probado del Cytotron es como tratamiento paliativo en pacientes con cáncer terminal y como destructor de tumores sólidos. Ante el acuerdo de Kumar y el Dr. J. para tratamientos neurológicos y para proteger el uso del Cytotron en el país, el equipo del Hospital Infantil de México, con el asesoramiento de los Augustus, cambiaron el protocolo original neurológico a uno oncológico. Esto no sólo era una gran noticia para el hospital (el cáncer es la segunda causa de muerte infantil), sino que permitía un aterrizaje suave del dispositivo en un ambiente que le había sido muy hostil hasta ese momento.

A finales de agosto de 2018 se firmó un contrato entre la empresa de los Autrey y el Hospital Infantil de México para el uso del Cytotron y para la publicación de los resultados de las pruebas médicas.

Recuerdo que ese día veía las fotos que me envió Ricardo de aquella firma y lloraba. Un llanto de sentimientos encontrados: por un lado, la sensación de triunfo por los obstáculos que derribamos para llegar a ese momento y, por el otro, la frustración por no poder usarlo con Lucca.

Un mes más tarde, Ricardo Autrey me envió desde su teléfono la grabación del momento en que el Cytotron abandonaba sus bodegas y era subido a un tráiler rumbo a su destino final, el Hospital Infantil.

Mientras lo transportaban, caía un diluvio.

El cielo lloraba del mismo modo en que lo hacía yo, mientras miraba cómo se hacía realidad mi sueño.

Ricardo Autrey agregó una frase que se anudó en mi garganta: "Gracias, Bárbara, por conseguirle el mejor hogar al Cytotron. Se harán *grandes* cosas. Ya no hay marcha atrás".

En sólo dos meses los Autrey lograron lo que no tenían en ninguno de sus planes de negocios: que el primer Cytotron en ser puesto en marcha en toda América estuviera en el Hospital Infantil de México incluso para atender a un grupo de pacientes que tampoco tenían en el radar: los niños.

En una sala aún polvorienta y en obra, dejaron dos pesadas cajas de madera que contienen el invento más revolucionario de Kumar, el mismo que me hizo dar dos vueltas al mundo.

El Luccatron

El mes de septiembre fue de adecuaciones.

Seis médicos, seis investigadores además de tres ingenieros indios del equipo de Kumar que llegaron desde Bangalore liderados por John Augustus, trabajaron durante dos semanas para dejar lista y funcionando la máquina.

Luego hubo capacitación e intercambio de información para que los médicos a cargo del protocolo que está en el punto más lejano de Bangalore replicara sin errores los tratamientos diseñados por Kumar.

En octubre de 2018 comenzaron las primeras pruebas médicas con pacientes con tumores cerebrales en fase terminal del Hospital Infantil de México. Decenas de familias que nunca supieron todas las vicisitudes que hubo detrás de ese enorme tubo de metal color manteca lograron que mejorara la salud de sus hijos desahuciados.

Un hospital en la colonia Doctores de la Ciudad de México se convirtió en el pionero en incluir una máquina futurista y poderosa en sus instalaciones, antes que cualquiera de los polos de salud de la región, como Houston, Boston, Miami o cualquier capital europea.

Los médicos la bautizaron internamente como el Luccatron. Ése fue el mejor regalo y el mejor tributo.

Pase lo que pase en el futuro en relación con el tratamiento específico para la parálisis cerebral o sea como sea que termine de resolverse toda esta telenovela llena de matices y úlceras, alegrías y frustraciones, esto ya lleva el sello de Lucca.

Lucca fue hasta India.

Lucca puso mucho de sí para lograr la mejoría en su cuerpo.

Lucca terminó trayendo esta tecnología hasta sus paisanos mexicanos.

Lucca unió, finalmente, dos hemisferios que peleaban muy duro para no encontrarse.

Los dos hemisferios de Lucca y los dos hemisferios del mundo crecerán mientras se alimenten de la misma energía: la de quienes nunca se dan por vencidos.

15
UN FINAL CIRCULAR

Con esta historia que me tocó vivir aprendí que las travesías no terminan en el mismo punto de partida. Cuando regresé con Andrés y mis hijos de India, en realidad trajimos a India con nosotros.

Los viajes nos cambian porque nos suman experiencias, nos abren los ojos a otras realidades y nos acercan a personas nuevas. Pero pocas veces un viaje te devuelve un hijo que estaba encerrado en su propio cuerpo. Pocas veces un sello en el pasaporte te hace parir de nuevo a un niño que llevaba años luchando por mejorar su vida.

No todos los viajes convierten a un ser querido en un "caso inédito", como ser el primer niño que logra regenerar sus propias neuronas y conquistar poco a poco ese cuerpo que le era ajeno.

A Lucca lo parí para vivir y él me parió para pelear tanto por su vida y su salud, como para hacerlo por más personas con discapacidad.

A la misma hora y en la misma sala de partos nos dimos vida y juntos comenzamos a luchar. Nos salvamos de morir y eso nos volvió invencibles.

Hasta ahora hemos viajado tres veces a tomar tratamientos en el Cytotron de Bangalore: dos en 2017 y una en 2019.

Cada viaje es una proeza, cada uno tiene su cuota de estrés, emoción, cansancio, incertidumbre, fe, rutina y sorpresa.

Mientras siguen los estudios, sobran más usos médicos del Cytotron; mientras comienzan a dar resultados las primeras pruebas médicas en México y otros países, es muy posible que tengamos que regresar un par de veces más a India.

No importa, porque cada uno de los escalones que subimos para liberar poco a poco a Lucca de su cuerpo inerte son la gasolina de nuestro motor.

El daño de Lucca estaba en el tálamo que, como aprendí hace muy poco, es, ni más ni menos, el maestro del cerebro, el órgano que recibe toda la información externa, la procesa y le encuentra ubicación en alguna parte de esa gelatinosa masa gris.

El tálamo también cumple la misión inversa: cualquier decisión, acción, movimiento y reacción que tenemos ocurre en alguna parte del cerebro y el primero es el encargado de conectar los puntos y dar la orden final.

Hay neurólogos que comparan el tálamo con las hembras de algunas especies de pájaros, que mastican la comida antes de dársela a sus pichones.

Creo que en esta historia me tocó ser el tálamo.

Rastreé mucha información afuera; comencé a ordenarla; encontré los lugares donde podía haber respuestas y busqué la manera de conseguir eso que necesitaba (como el Cytotron).

Pero también hice el trabajo inverso: mover hilos y hacer conexiones para que esa tecnología sirviera para ayudar a más personas en México.

Me tocó ser, en esta metáfora de los dos hemisferios, el puente, el cuerpo calloso entre los "no se puede" y los "intentemos un sí", entre la necesidad y la resistencia, entre las esperanzas y el egoísmo.

16
LAS VECES QUE LLEGAMOS AL MUNDO

Por Andrés Bianciotto

Gris. Brilloso, no brillante. Como un delfín. Frío como debe ser un delfín, imaginé. Las primeras veces que vi a Lucca llegar a este mundo fueron horribles. Esta primera, como un muñeco hecho del material equivocado. Apenas minutos después otra, al dar su primera señal de vida, cuando su cuello se fue tiñendo de rosa mientras los médicos insuflaban aire y movimiento a su cuerpo apagado.

Recuerdo a Bárbara semiinconsciente y a mí corriendo detrás de una cuna, camino a la unidad de cuidados intensivos donde Lucca pasó veintiún días alistándose para llegar otra vez al mundo. Veintiún días sin forma, sin cambio, sin información clara: dos horas por la mañana y tres por la tarde visitando a un hijo que no podíamos abrazar, cuando un abrazo era lo que más necesitábamos los tres.

Familia y amigos, habiendo planeado los festejos para darle la bienvenida al cachorro, no sabían qué hacer para acercarse a los dos derrumbes y la incógnita que llegó en cambio. Perdimos a varios.

Leer para prepararse. Leer para descifrar. Leer para no dormir, para no quedarse solo con ese futuro roto, lleno de puntas y filos, tan difícil de abarcar y abrazar como propio.

Aprender a imitar los movimientos de los terapeutas físicos para reproducir en casa, varias veces por día, las sesiones de terapia. Aprender de las enfermeras de Urgencias a hacer una "corbata" de cinta adhesiva en la nariz para no regresar otra vez al hospital con el bebé en una mano y la sonda que lo debería alimentar en la otra.

Así fueron mis primeros meses como padre de Lucca. Espasmódicos, inconexos, pendulando violentamente entre la satisfacción cansada de no haberlo matado con mi impericia y la angustia desesperante de no saber qué había detrás de esos ojos que a veces parecían mirarme.

Es que "a todo se adapta uno", dice resignado quien pasó de vivir en una casa a un departamento. Entre axioma y aforismo, la expresión encierra bastante saber. Los meses se acumulan, los dolores enmudecen, la rutina hace que todo encuentre su cauce a fuerza de repetición e instinto.

Y justo cuando uno entra en el sopor de la costumbre, viene algo a recordarte que te encuentras en un viaje diferente al del resto. "Tenemos que hacer una resonancia magnética para ver cómo evoluciona el cerebro", dice el neurólogo que nos acompaña desde el nacimiento, y nos da el teléfono de un anestesiólogo pediatra "muy confiable, que nunca tuvo problemas". Feliz primer cumpleaños, hijo, vamos a ponerte bajo anestesia general y echar un vistazo a tus cicatrices en una lavadora enorme y ruidosa.

Viví esos años con la sensación —quizá infundada, quizá autoinfligida— de que mi deber era preservar la certeza y la precisión. Acumular datos, métodos y prácticas con los cuales contrarrestar la incertidumbre total que nos embargaba. Me convertí en el depositario de la información de medicamentos, horarios, porciones, medidas que creí me convertían en un progenitor competente, que tenía bajo control al menos alguna de las infinitas facetas de nuestra nueva vida. Saber el nombre de las drogas (y no las marcas), por si viajábamos o consultábamos a un especialista extranjero. Conocer el peso y las medidas semana a semana, a lo largo de un rosario constante de visitas a pediatras para tratar infinidad de pequeños males que en otros niños se tratan con un pañuelo y una noche de sueño, pero que en el mío son detonantes de crisis epilépticas.

Cuando un niño no tiene un desarrollo motriz estándar, pasan cosas. Si él no está durante la suficiente cantidad de tiempo colocado en una posición vertical, sentado, moviéndose, desarrolla lo que algunos llaman "lago faríngeo", simplemente un cúmulo de saliva y flemas en la garganta que no se escupe ni se traga y es un caldo de cultivo para virus y bacterias que cada tanto florecen y te amargan un par de días entre fiebre e insomnio. También pasa que cuando el cuerpo no tiene un tono muscular uniforme, mecanismos que no conocemos —hasta que se rompen— adquieren un protagonismo desmedido. En el caso de nuestro hijo, el esfínter superior del estómago tiene menos fuerza que el inferior, así que cualquier comida puede convertirse en un proyectil bajo el estímulo más leve. Metralla de zanahoria.

La comida fue uno de los temas más desgastantes, en lo que al parecer han sido décadas de nuestra vida. Lucca puede tragar alimentos, pero su cuerpo no sabe qué hacer con ellos en la boca. Mientras tomaba sólo leche, prácticamente le vaciábamos biberones a presión apuntando hacia su garganta, para que entre hipos y tos tragara mientras rezábamos por que retuviera la mayor cantidad posible.

El cambio a alimentos sólidos hizo más evidente la falta de control sobre la masticación y manejo en la boca, y dar a Lucca comida con cuchara se convirtió en un *tour de force* que duele recordar. No sé si alguna vez lograremos descifrar por qué Lucca odia todo lo que se acerca a su boca. Para nosotros, ese odio existe desde siempre. Alguna vez un médico dijo que podía deberse a haber sido intubado al nacer, pero yo creo que Lucca debe tener mayor (y peor) memoria de nuestros biberones invasores. La cosa es que al acercarle una cuchara con comida, su respuesta es cerrar la boca y trabar la mandíbula.

Pasamos dos años luchando contra eso y perdiendo por goleada. Cada vez las comidas duraban más, pasábamos más de dos horas dejando moléculas de comida en su boca y rescatando partes a medio escupir de entre sus labios y mentón. Trabajamos con expertos en nutrición para diseñar una mezcla con la mayor cantidad de nutrientes por volumen, así que con unos pocos gramos podíamos mantenernos más o menos cerca de los mínimos necesarios de calorías, aunque siempre abajo. Recorrimos el camino hacia la desnutrición llorando en cada comida, tirando por sexta vez cucharas llenas de bocados escupidos contra la pared cada día.

Cuando el cuerpo no tiene suficiente alimento, su química se descontrola. Si además falta agua, los medicamentos no hacen el efecto esperado. Lucca pasó más de un año bajo los mínimos apropiados para su edad y estatura, en una espiral descendente entre crisis epilépticas y su "rescate" con Diazepam, que lo dejaba dormido por dos días, sin ingerir alimentos y deshidratándose hasta que se desataba otra crisis que acababa en un par de días de internación para dejarle suero conectado y recuperarlo, pero siempre quedando un par de escalones más abajo de donde estábamos.

Hasta que por fin —y contra la recomendación de dos tercios del equipo terapéutico— decidimos hacerle una gastrostomía, se le instaló un acceso directo al estómago por donde pasar alimento y medicinas sin depender de su colaboración y todos nacimos otra vez. Después de unos meses de adaptación estábamos más tranquilos y Lucca desató un *sprint* de crecimiento que "traía guardado", subiendo al peso ideal, estirándose varios centímetros y bajando la frecuencia de las crisis epilépticas. Habíamos llegado peligrosamente cerca de daños graves y reaccionamos en el momento justo, como siempre, sin saberlo.

Teníamos todos los problemas habituales, menos uno, y nos sentíamos en el paraíso. No habíamos resuelto nada del futuro, pero ya no estábamos en ruta de colisión hacia una desgracia segura, y eso fue suficiente para celebrar.

He dejado correr el texto hasta acá para contar algo que no sé muy bien cómo encarar.

Siempre contamos nuestra historia alrededor de los desafíos y descubrimientos que vivimos con Lucca, pero hay una faceta igual de importante que es cómo fuimos evolucionando Bárbara y yo mientras tanto. Desde el día del nacimiento viví con el mandato de "sostener" a Bárbara. Porque "la madre lo vive distinto" y porque un accidente de parto genera una carga de culpa desmedida en la parturienta, parte de mis preocupaciones incluían prevenir un quiebre en Bárbara y ofrecerle las pocas respuestas que pudiera encontrar. Los años que siguieron demostrarían que mis buenas intenciones no calcularon la montaña de voluntad y entereza que se casó conmigo.

Estamos rotos, nadie sale ileso de estos choques, pero nos defendimos respetablemente bien.

Nunca actuamos contra el otro, aunque tuviéramos diferentes opiniones sobre algo, y mantuvimos el mismo espíritu de pareja desde que nos conocimos: estamos juntos porque nos admiramos y respetamos, y eso incluye cubrir al otro cuando su energía no está bien. Nunca eso se convierte en una deuda, es simplemente el vaivén de la vida; siempre hubo tres personas que cuidar, no una ni dos.

Ahora que llegó Bruno con su energía y curiosidad, bien puedo decir que somos diez para cuidar y atender.

De supersticiones y de separar la paja del trigo

Una de las cosas más desesperantes para mis pretensiones intelectuales es la marea de recomendaciones inútiles de gente tan bienintencionada como desprovista de conocimientos en neurología. La lista es interminable y cada punto en ella provoca entre sorpresa, porque ya no podrás volver a confiar de la misma forma en quien las envía; rabia, porque no tienen la menor idea de cuál es tu problema, pero no pueden guardarse el remedio casero que les recomendó una tía; y desesperanza por el futuro de la humanidad, porque Diosito, no sé qué estás esperando para arrasar con todo y volver a poner dinosaurios.

Homeopatía, aromaterapia, música de Mozart, terapia craneosacral, acupuntura, oraciones, reiki, *rebirthing* y mil otras maneras de estafar a personas crédulas aparecen en mensajes de Facebook, WhatsApp y Twitter, rodeados de expresiones cuidadosas, datos anecdóticos como "a mi sobrino que tuvo un problema le pusieron este aceite en las sienes mirando al sur y se mejoró mucho", y mi más absoluta certeza de que en ninguna de las opciones hay una relación causal creíble entre la cosa que recomiendan y el supuesto resultado.

Lucca tiene dos cicatrices en la zona del cerebro por donde pasa 99% de las conexiones e información del cuerpo. Son tejidos rotos en lugares clave. Tus "runas mayas" y granos de maíz en un vaso de agua no le van a hacer nada, compañero de un curso de buceo que quedaste inexplicablemente escondido entre mis amigos de Facebook.

Después de tres años de cariño supersticioso, aparece alguien que dice: "Santiago Ramón y Cajal estaba equivocado, hay que tirar cien años de neurociencias por la borda: las neuronas se pueden regenerar". ¡BOOM!

¿Cuál es la reacción natural en este hogar ateo y escéptico? Ponerse a estudiar como obsesos.

Una de las recomendaciones más serias que tuvimos fue la de intentar un tratamiento con células madre. Hasta donde sabemos, inyectar células madre en áreas dañadas del cerebro sí deriva en crecimiento de neuronas, pero el gran problema de esa técnica es que al ser células provenientes de otros tejidos, no cuentan con todas las "instrucciones" necesarias y básicamente no "saben" cómo ni cuándo dejar de crecer: para decirlo de una manera burda, estás creando un tumor si te va mal en la lotería.

Estos locos nos hablaban de "regeneración". Pedimos más explicaciones y nos llegó una maraña difusa de datos y cosas, algunas más o menos verificables, otras no. Y acá nos encontramos con los primeros choques idiosincráticos entre Oriente y Occidente: todo lo que conocemos como difusión de la ciencia es cosa de Occidente. Allá imitan algunas cosas, y también les interesa participar en este circuito, pero hay partes que les importan poco. No había ninguna referencia a la tecnología ni a los mecanismos biológicos que tocaba, al menos al alcance de nuestra búsqueda febril en internet.

Siguieron varias reuniones, promesas de ausencia total de efectos colaterales y la convicción de nuestro neurólogo de que no nos iba a detener. Y ahí comenzó una espera interminable. Otros tres años pasaron hasta que nos subimos a un avión. Entre mentiras, excusas, demoras y ausencias, conseguimos que alguien "le diera la orden" al Dr. J., quien era el contacto entre nosotros y el centro de investigación en India, de avanzar con nuestro caso, so pena de secarse futuras rondas de financiación.

Viajamos. Descubrimos. Vomitamos. No dormimos. Exploramos. Nos asomamos a un mundo disonantemente maravilloso, donde el siglo xv se asomaba entre vacas comiendo en la calle apenas salíamos de las avenidas principales y el siglo xxii nos llenaba la mente y el futuro de planes e ilusiones.

Lucca vino al mundo otra vez el 23 de julio de 2017, cuando oímos por primera vez su voz, que en lugar de suspiros accidentales, risa o llanto, dijo dos veces "Kumar". Y —porque no puedo evitar decir esto cada vez que contamos esta historia— el cabrón tardó tres meses más en decir "papá".

Que veinte años no es nada, como dice el tango

Mientras escribo esto, nos encontramos inmersos en una tormenta de intereses económicos ajenos, donde nos metimos para colaborar y conseguir acercar estos tratamientos a Occidente. Desde el regreso de nuestro primer viaje, llevamos veinte meses trabajando para lograrlo, facilitando reuniones, aplacando la ambición de algunos funcionarios, aprendiendo de los recovecos legales, aduaneros, científicos y burocráticos que hay que recorrer para que un dispositivo médico pueda usarse legalmente en el mercado.

Mientras escribo esto, se libra una pelea de innumerables frentes entre un tipo que quiere quedarse personalmente con todos los derechos de uso de la tecnología mágica del Cytotron, contra los inversionistas y empresarios que creyeron en él desde el principio y le financian la fiesta desde hace seis años. En los márgenes (antes creíamos que en el medio), casi como rehenes, estamos nosotros.

Organizar y completar un viaje de un mes a India para cinco personas, niñera incluida, implica un desgaste enorme en términos físicos, mentales y económicos. Mientras nosotros podemos costearlo —y estamos dispuestos a morir intentando todo por nuestros hijos— cada vez entiendo más a quienes nos miraron como a marcianos al contarles acerca de la posibilidad de un tratamiento ya probado allá —no experimental, como el que encararíamos nosotros— y entre quienes la primera reacción fue "... pero ir a India un mes es jodido..."

Si hubiera suerte —o justicia, me quedo con cualquier opción—, en pocos meses podríamos hacer todas las sesiones necesarias del tratamiento en México a media hora de nuestra casa. Si todo sigue como se encuentra hasta el momento y ganan "los malos", ya estamos planeando nuestra vida, trabajo, agendas escolares y activos para vivir nuestros cuarto, quinto y sexto viajes alrededor del mundo en pos de ver a Lucca caminar por sí mismo alguna vez.

Y esto último que dije es la base de todo lo que hemos hecho en estos casi ocho años de vivir esta vida atravesada por la discapacidad y enceguecida por la esperanza.

Si ésta es la mejor opción —y creemos que sí—, en unos años el estrés y los insomnios, las discusiones febriles, las traiciones y decepciones, la enorme sorpresa de saber a veinte de los más "brillantes" empresarios e inversionistas del país trampeados por un ser pequeño, serán una mancha en la memoria. Como cuando tienes un accidente del que tu mente elimina el momento preciso, se deshace del trauma.

En el arco de nuestra historia, estos dos años de trabajo serán el momento en que revolvimos cielo y tierra para conseguir lo que necesitábamos. Lo demás serán anécdotas para contar cuando el vino sea bueno y hayamos ajusticiado el postre.

Estábamos "mejor" cuando no había esperanza

Perseguir espejismos es carísimo, se mire por donde se mire. En términos monetarios, en general uno está abriendo caminos, sin poder apoyarse en la experiencia de otros, haciendo apuestas sin referencia y esas asimetrías de información disponible acaban en costos inflados, compras de más (ya habrás leído sobre las delirantes latas de comida disecada) y gastos imprevistos a cada paso.

Desde lo personal los costos son altos también. Descubrir una posibilidad nueva, carente de referencias, y contraria al conocimiento imperante, genera una doble carga: hay que exprimir la mayor cantidad de información posible de medios yermos, en el idioma en que esté y con urgencia, porque estos descubrimientos derivan en la zozobra de encontrarte desactualizado, desarmado, ignorante. También hay que salir a evangelizar a los incrédulos con tus conocimientos recién adquiridos, pedirles desaprender conceptos arraigados, creer que un contador público de expresiones categóricas les puede explicar ciertos temas médicos, celulares, físicos, contrarios a sus años de práctica.

El riesgo de caer en las garras de charlatanes y estafadores es enorme. Tanto que en nuestro caso el único medio de acceso a la promesa de este tratamiento innovador era el Dr. J., quien aprovechando nuestro desconocimiento se atribuyó logros y glorias que no resistieron el mínimo escrutinio, y a quien le fuimos perdonando las inconsistencias y excentricidades mientras no fue necesario ponerse críticos. Tuvimos la enorme suerte de que al final del arco iris sí había un caldero con monedas de oro, pero el guía que teníamos bien podría habernos llevado a un abismo.

Pagamos caro, trasnochamos leyendo cosas incomprensibles, discutimos contra creencias parapetadas en cabezas necias, trabajamos con y para quienes nos ofrecieron una zanahoria, distrayéndonos mientras impasiblemente jugaban en su propio tablero oculto.

Cometimos todos los errores en pos de no perder pie en la carrera de recuperar terreno, de encontrar una nueva cornisa, una grieta donde trabar los dedos y escalar más alto, porque una vez estuve a punto de conformarme con la alternativa.

Recuerdo el sentimiento, no recuerdo cuándo fue. Cuando Lucca sufre una crisis epiléptica y en 95% de los casos no puede recuperarse solo, le administramos Diazepam que rápidamente baja la actividad eléctrica anormal del cerebro. Después de unos minutos de verlo sacudirse, vigilar cuáles áreas del cuerpo se ven comprometidas, estudiar su respiración, asegurarse que no esté ahogándose con saliva, el Diazepam hace su efecto y gradualmente los movimientos se calman, las extremidades se relajan, y Lucca marca el final absoluto de la crisis con un suspiro/bostezo que indica que todo el cuerpo entró en régimen normal y todo eso que parecieron años de actividad febril y nervios terminaron.

Una de esas noches, quizá después de otras dos en la misma semana, me encontré de pie, respirando nuevamente, con un oxímetro en una mano y una jeringa apestando a Diazepam en la otra y pensé: "Faltan unos cuarenta años más de esto y después nos iremos muriendo".

El mundo predecible tiene sus encantos. El fatalismo es confortable. Elegimos lo otro, aunque nos mate, porque no pelear también es una forma de no vivir.

Sobrevivir y pedir revancha

Es fácil recluirse y maldecir la propia suerte. Después de todo, sólo 10% de la población mundial (¡¡!!) tiene problemas parecidos a los nuestros. Hay unos mil millones de personas en el mundo que viven con o en conexión con la discapacidad, y eso sin contar a todos los que tienen un abuelo que ya no puede caminar, ver o escuchar bien.

Una de las grandes diferencias entre la degradación progresiva, esperable de las capacidades físicas de la vejez y el encuentro brusco con la discapacidad, ya sea por un accidente o al nacer, es la manera en que se trata en sociedad. Las familias lo esconden, cual fracaso; las conversaciones cotidianas en el trabajo y en la escuela evitan toda mención del "tema incómodo". Continuar esta tradición avergonzados no hará nada por normalizar la situación y suavizar las reacciones del día a día ante algo mucho más común de lo que se ve en la superficie.

Estar en el tema, y particularmente tener el dato de una posible salida terapéutica, te hace conocer al pariente con discapacidad que todos tienen, pero nadie nombra. Desde las más altas esferas hasta la base, la discapacidad está presente en la vida de todos, pero ausente en todos los discursos. El resultado de todo este silencio es la soledad. Uno se ve solo en el mundo, nadie más tiene problemas y no quieren escuchar de los míos.

Las primeras veces que llevamos a Lucca al mundo, en un intento por recuperar ese espejismo que es la "normalidad", fueron un desastre: salíamos con una colección de equipaje digna de los pasajeros del *Titanic*, recluidos en un rincón observando cualquier gesto de Lucca aunque durmiera plácidamente. No era alarmismo vacío, mientras las señoras emperifolladas en una *destination wedding* ponderaban el buen tino de Lucca de dormir sin chistar durante toda la ceremonia civil, que duró una eternidad, el pequeño ardía de fiebre y nos perdimos la recepción por regresar al hotel a refrescarlo y bañarlo. Con o sin problemas puntuales, regresábamos agotados, prometiendo no repetir el desatino por varios meses, y muchas veces cumplimos.

En esas épocas, con Lucca entre uno y tres años, comenzó la epilepsia. Lucca se dormía de golpe y a los pocos minutos comenzaban los movimientos y espasmos. A veces esto ocurría en la guardería, adonde asistía con su terapeuta (su sombra) desde los cuatro meses, y el servicio de urgencias médicas que tenían contratado no llegaba a tiempo para desactivar la crisis. Dos veces llegué yo antes que la ambulancia desde mi casa y resolví el asunto antes que aparecieran los médicos.

Yo había pasado un año sabático después de un serio *burn out* y de vender mis acciones en una agencia de publicidad que fundé cinco años antes. Siempre tuve algunos proyectos personales en marcha, clientes de consultoría y participaba en un circuito de conferencias sobre emprendimiento digital, pero no estaba haciendo gran cosa al nacer Lucca. Cuando Bárbara regresó a su oficina después de la licencia por maternidad y se fueron acomodando los tiempos de la guardería y terapias, me enfrenté al blanco y negro de regresar a la actividad. Simplemente no lo hice.

Durante un tiempo me distraje queriendo armar un emprendimiento en internet, apoyado en mi odio irredento a las juntas de condóminos del edificio donde vivíamos. Diseñé un sistema, intenté programarlo yo, luego me rendí y lo mandé a hacer, y hasta lo publiqué (el dominio era simpático: condomin.us), pero en algún momento cayó en una grieta de mi atención y fue sumariamente olvidado.

La respuesta natural de Bárbara para problemas de cualquier color es multiplicar el esfuerzo y empujar hasta que los problemas huyen despavoridos. Yo me fui al otro extremo: "No puedo arrancar nada serio si tengo que estar en guardia para ganarle a esa ambulancia de mierda". Era un escudo frágil, yo sabía que había que regresar al ruedo, pero no encontraba la puerta.

Mi primer atisbo a una solución pasó por organizarme. Si trabajo organizadamente y sin distracciones, en tres o cuatro horas al día puedo poner proyectos en movimiento y eso no afecta mi disponibilidad para Lucca, pensé. Busqué ayuda de expertos en desarrollo organizacional, probé incontables métodos con timers de cocina, listas de tareas para hoy, esta semana, este mes, este año y rara vez las releí. Pero una de las expertas que trabajó conmigo se acercó a la verdad: tanto tonteo no es sólo un tema de orden, y me dio el teléfono de una psicóloga que fue quien finalmente me descifró.

Cuando, muy ufano, le conté a un amigo que en mi familia nadie había pasado por un psicólogo, su respuesta fue lapidaria: "¡Entonces tienen miles de problemas!" Negro Saúr, creo que tenías razón. Comencé a trabajar con una psicóloga que tenía un perfil profesional que me resultaba afín: fue una alta ejecutiva en la industria publicitaria y en proyectos de gestión cultural y no practicaba psicoanálisis, sino terapia narrativa, una práctica bastante más interactiva y cercana a mi búsqueda.

El trabajo fue fructífero y asombrosamente corto para el enredo mental que descubrí. Ciertas situaciones alrededor de las expectativas sobre mi escolaridad y carrera universitaria habían hecho mella en mi confianza para regresar al mercado. Después de una carrera siempre ascendente desde 1992 hasta 2011, la posibilidad de "lanzarme" al mercado y darme contra una fría pared (potenciada por el desgaste mental y nervioso de la situación familiar), era suficiente para siempre encontrar excusas y sentarme sobre las manos.

La presión de salir a lo grande, al estilo de Silicon Valley como promulgaba en mis conferencias, tenía que ver con un factor que por fin conseguí enfrentar y desactivar gracias a la claridad que encontré en mis sesiones con Lynn, mi psicóloga. Había una actividad que desarrollé a modo de hobby desde 1997 y en la que nunca me faltaron clientes, incluso en la temporada en que "no hice nada". Mi habilidad estaba probada y podía ponerme a trabajar confortablemente en conseguir más clientes si me la tomaba más en serio.

Le puse un nombre, un amigo me hizo el logotipo y armé una lista de precios. Mi servicio de alojamiento para medios digitales de alto tráfico (ya sé, tengo hobbies horribles) era mi *soft landing* en el mercado, totalmente alineado conmigo mismo. En una nota que escribí cuando anuncié el proyecto expresé lo mejor posible el gran cambio de prioridades que viví en esos meses:

"El camino hacia adelante, pensando exclusivamente en esto como un negocio, será arduo. Pero hace un tiempo llegué a una conclusión que me energiza: hacer lo que me gusta, en mis términos, es igual de difícil que hacer algo porque 'se ve bien en la bio' o porque es lo que 'el mercado está demandando'. Estaría loco si no lo hiciera."

Rompí la maldición, y otra vez estaba frente a todos mis problemas, menos uno. Suficiente para encontrar energía y entereza mental para otras cosas que teníamos entre manos.

A mediados de 2013 Bruno estaba en camino y ya sabíamos que no cabíamos en nuestro departamento, así que lo pusimos en venta y salimos a buscar casa por la ciudad. ¿Quién dice que uno se aburre en esta familia?

Éramos tres, no un trío

Si hay una moraleja para quien lea este texto, es que no hay que perder la individualidad detrás de las necesidades del grupo. A nuestro modo y en nuestros tiempos, Bárbara y yo hicimos cambios en nuestra vida que nos devolvieron un atisbo de control sobre nuestro destino individual.

Entendernos como tres personas separadas, con necesidades ciertas y tangibles cada uno, nos ayudó a atender esas necesidades en lugar de perdernos en el tráfago de vivir exclusivamente por y para Lucca.

La tentación del martirio es grande también, porque nos evita examinarnos profundamente. Pero de nada sirve convertirnos en enfermeros, terapeutas y guardianes 24×7 si vamos a acabar con nuestra salud y estabilidad mental en pocos años. La carrera es larga y sólo podemos aprovechar las oportunidades que pueden aparecer si tenemos reservas de confianza y energía para poder hacer alguna locura cuando parece valer la pena.

Llegar a mundos nuevos a veces duele

El día que Lucca llegó al mundo nosotros también "llegamos" a nuestro primer día como padres. Después, en el camino, tendríamos muchas otras primeras veces. Ahora que las necesidades básicas están cubiertas y la salud está bajo un cierto grado de control, comenzamos a interesarnos por la vida más allá del siguiente horario de medicamentos.

Haber participado en el proyecto de traer los equipos a México (antes de haberlos encontrado ya importados) nos hizo conocer muchos aspectos de "la industria de la salud" que no son visibles para el público en general. Más allá de la sospecha que hemos aprendido a tener sobre las oscuras motivaciones de los laboratorios farmacéuticos, pasar tiempo con gente que verdaderamente las vive a diario es revelador, aunque haga mella en nuestra ingenuidad. Ejemplo, sin nombrar culpables por obvias razones: famoso laboratorio recibe una oferta para contar con la exclusividad de un dispositivo que permite bajar al mínimo la cantidad de quimioterapia, dirigiendo la droga a las células tumorales con una dosis mínima, lo que elimina los efectos colaterales habituales en este tratamiento. El laboratorio parecía entusiasmado con la idea, hasta que cortó todo contacto con el proveedor. Un tiempo después, un exempleado que había participado en las conversaciones confesó que fue imposible "vender" el proyecto internamente a la dirección porque el laboratorio "produce cuatro drogas de quimio y veinte para efectos colaterales; jamás nombren esto de nuevo", rugió un alto directivo.

Otra fuente de sensaciones agridulces es el activismo.

La discapacidad produce y acrecienta la pobreza, y como no es algo sexy, en general los gobiernos latinoamericanos eligen otros temas más rentables en términos electorales para enfocar su atención. Hay que empujarlos un poco para que miren al 10% de su población. Nosotros tenemos la suerte de no necesitar al Estado para el funcionamiento básico de nuestro hogar; el idealismo imparable de Bárbara la impulsa a ser motor de esos empujones que necesita el Estado. Si enlistáramos la cantidad de respuestas negativas que recibió los días que dijo: "Oigan, los edificios gubernamentales son muy poco accesibles", u "Olvidaron a las personas con discapacidad en la Reforma Educativa", este libro no cabría en los anaqueles de la librería.

Todos —la sociedad en su conjunto— estamos de acuerdo en que la discapacidad es un tema que merece mucha atención e inversión. Hasta que tocas el confort de algún sector de esa misma sociedad, que pone el grito en el cielo, porque no hay nada más molesto que una persona con discapacidad auditiva para un grupo transnacional de medios que ahora se ve obligado a invertir en un sistema de subtitulado.

Contra todas estas desazones, cada milímetro ganado al desinterés social o gubernamental sabe a Valhalla.

Todavía falta camino por recorrer

Las sesiones de Cytotron tuvieron un efecto inesperado, al menos para nosotros: Lucca está más presente. El área del tálamo, donde está su lesión, es también la encargada de regular y comunicar el sistema límbico (los sentimientos y los recuerdos) con el exterior. Mientras Lucca vivió sus primeros años con un "silenciador" puesto sobre sus sentidos y emociones, ahora podemos experimentarlas con más intensidad y claridad (y eso no siempre es bueno: hace grandes berrinches también).

Tenemos algunos mecanismos rudimentarios de comunicación y siempre estamos buscando innovaciones para que Lucca se exprese mejor. Es capaz de responder a preguntas binarias: "¿Te duele la garganta o el oído?", "¿Tres más seis es once o nueve?" con la vista y hacer sonidos afirmativos o negativos que ya sabemos identificar. Pero la dificultad de la comunicación hace que la gran mayoría de las interacciones sean transaccionales, funcionales. Pocas veces conversamos con él, muy pocas veces le habíamos leído un cuento antes de los viajes a India.

En nuestros trayectos a la escuela, Bruno pregunta por dos y opera como el facilitador del diálogo.

Su curiosidad insaciable permite recorrer muchos temas cada día, contar historias, inventar leyendas y explicar por qué los superhéroes no se nos aparecen en el supermercado. Es un buen primer paso, pero necesito mejorar mi diálogo con Lucca, quien está por cumplir ocho años y a quien creo deberle ciertas conversaciones.

Tener largas charlas con el padre es otra de las formas en que Lucca llegará a este mundo, a su debido tiempo. Yo lo espero ansioso.

REESCRIBIENDO MI HISTORIA

Hace siete años y medio me sacaba una foto haciendo la "V" de la victoria en la puerta de la Maternidad del Hospital Español.

Entre nerviosa y desconfiada —de no estar montando una escena de mamá primeriza por correr al hospital tras las primeras contracciones— subí las escaleras con una sonrisa incómoda como quien se sube a la montaña rusa sin saber si resistirá tanto vértigo.

Hace pocos días volví a cruzar esa misma puerta.

Corrió una sensación muy rara por mi cuerpo; esos anchos pasillos con luz blanca y los marcos de las puertas en azul; ese olor a alcohol; esa sala de espera con sillas llenas de abuelos y tías con globos y flores.

Y me imaginé, como en un cuento de Cortázar, ¿qué hubiera pasado si la Bárbara de hoy se cruzara en ese mismo umbral con la Bárbara de hace siete años?

¿La vería pasar acariciando su panza y no le diría nada?

¿La abrazaría y le diría: "No te preocupes, pase lo que pase, todo terminará bien"?

¿La trataría de preparar y le pediría que intentara estar en paz, porque será el parto más terrible que nadie le pudo vaticinar?

¿Me animaría a adelantarle al oído que su vida está a punto de cambiar ciento ochenta grados de una manera dolorosa y brutal?

¿Le adelantaría que ser mamá de un niño con parálisis cerebral es de las carreras más agotadoras que una madre puede emprender?

"Bárbara, no corras, no vale la pena. En sólo tres horas más nacerá Lucca (sí, ya sé que no querías saberlo pero es un varón de enormes ojos cafés). Tú tendrás un infarto y él tendrá hipoxia, ambos se darán vida, muerte y vida en sólo unos minutos."

"Bárbara, no intentes contener las lágrimas. Llora, es tu momento. Lucca tardará veinte días en llorar por primera vez. El día que una enfermera de terapia intensiva te diga que hizo su primer berrinche, a las pocas horas una neuróloga carente de sentido común te dirá que tu bebé tiene un daño irreparable en el cerebro y que nunca caminará, hablará, ni comerá por sus propios medios."

"Bárbara, no te exijas de más. Nadie —ni tú— sabrá cómo asimilar tanta verdad injusta. Vas a perder amistades en el camino, pero en este sendero cuesta arriba te esperan nuevos amigos de oro."

"Bárbara, no, nada va a estar bien. Vas a dormir no más de 5 horas por noche, cambiarás pañales tres veces más que cualquier otra mamá, aprenderás a domar la desesperación ante los ataques de epilepsia. Harás un máster en terapias, drogas, médicos, soluciones para hacer su vida más llevadera."

"Bárbara, no te obligues a hacer de más (en tu casa, en tu trabajo y en tu familia) para compensar que todos te tienen ahora paciencia 'sólo' porque crías un hijo con discapacidad. Eres valiosa antes y durante Lucca, que nadie te engañe con que te hace un favor."

"Bárbara, hace unas horas, cuando fuiste a tu último chequeo y te dijeron que estabas a punto de parir, Andrés te dio la mano y te dijo: 'Somos socios de ahora en adelante'. Lo será, te juro que cumplirá cada letra de esa frase por encima de lo que te imaginas. Esta sociedad será tu balsa en mares tumultuosos."

"Bárbara, no, no me mires desesperada. Te juro que no es para nada la maternidad que te imaginabas, pero lo que cuesta mucho también genera satisfacciones que nadie más disfrutará como tú. Una sonrisa en su mirada, su primer balbuceo a los seis años será más poderoso que el poema más azucarado que pudiera recitarte un 10 de mayo."

"Bárbara, será difícil, será angustiante. Nadie te entenderá. Ni tu familia, ni tus amigos. Pero Lucca vino a cambiarte la vida: te volverás mucho más sensible, humana, generosa, empática, solidaria, activista y resistente."

"Bárbara, Lucca te obligará a dar la vuelta al mundo varias veces, te pondrá de nariz frente a increíbles innovaciones en medicina, te dictará un libro, se convertirá en guion de una película, cambiará leyes y será amado como pocos niños que hayas visto. Llegará a este mundo lleno de magullones, pero eso no lo limitará para ser un criatura sumamente feliz y agradecida."

"Bárbara. Tal vez no me reconozcas ahora, pero somos la misma. La vida nos partió en dos y el día a día nos irá zurciendo para convertirnos en una mujer mucho más completa y bendecida."

Y entré a darle la bienvenida a Juan, el hijo de unos amigos que acababa de nacer.

BOTIQUÍN DE EXPERIENCIAS

*Lo más importante a la hora de escribir
es pensar que algún lector necesitado
espera con ansias ese texto.*
Susan Sontag

Dicen que la experiencia es la enfermedad con menor riesgo de contagio, porque lo que uno vivió es muy difícil que alguien más lo adopte antes de pasar por la misma situación.

Pero creo que guardarse lo aprendido, lo sufrido o lo superado en una condición complicada, como es tener un hijo con discapacidad, es un acto de egoísmo.

Hay un "consejo mayor" que con toda humildad me gustaría que sirviera más que ninguno otro de los que elegí para este capítulo: nunca se queden con dudas.

Jamás dejen de bombardear con preguntas a ningún médico, enfermera, terapeuta, asistente, maestra, especialista sobre todo lo que tiene que ver con sus hijos.

Si una respuesta no les gusta, pregunten de nuevo. Si no entendieron algún término científico, pidan una segunda explicación (a mí me funciona decirles: "Explíqueme como si fuera su hijo de cinco años").

Si un diagnóstico no los tranquiliza, si no despeja todas sus dudas, busquen un segundo, un tercero, un cuarto. Indaguen todo lo que sea necesario hasta que tengan en sus manos respuestas que los satisfagan.

Porque sólo las respuestas correctas y los diagnósticos precisos permiten tomar decisiones sobre cómo seguir adelante.

Conviértanse en "periodistas de consultorio". Lleguen a las consultas con una libreta de dudas (como cuando hacen su lista del supermercado): qué pasa, qué no pasa, qué puede pasar, qué no puede pasar, y así.

A los médicos no les gusta explicar (lamento si ofendo a alguno), primero porque no tienen tiempo y la línea de producción en la que se convirtieron sus horarios de atención no les da oportunidad de dedicarse en profundidad a cada uno de los pacientes que pasan por su escritorio. Tampoco les gusta ser pedagógicos con sus diagnósticos porque creen que no estamos a la altura de entender conceptos médicos. Pero tenemos, tienen, todo el derecho de exigir más, de convertirse ustedes mismos en especialistas de lo que sus hijos tienen.

Hace unos días, en una fiesta se sentó junto a mí una mamá que me preguntaba por los tratamientos que recibía Lucca, "porque el mío también está tomando algunas terapias". Cuando le pregunté qué tenía su hijo, me dijo: "No lo sabemos. El médico nunca me ha dado un diagnóstico. Suponemos que 'algo' le pasó a nivel neurológico, pero la verdad es que aún a sus siete años no se sabe". Le devolví una mirada estupefacta: "¿Cómo puedes pasar tanto tiempo sin saber?". El conocimiento es poder y mucho más cuando se trata de un ser querido. Y lo mismo con terceros. Si tienen un familiar o un amigo con un hijo que tiene "algo" (una expresión que siempre viene con los dedos que simulan las comillas), pregunten exactamente qué es ese algo. Porque pueden ayudar. Nadie sabe las raras conexiones que hay alrededor de cada persona y tal vez un niño vecino con Asperger sería un alumno perfecto en las clases de una amiga nuestra que hace musicoterapia, por ejemplo.

Aquí les quiero dar un humilde listado de recomendaciones que a mí me sirvieron, siempre partiendo de la base de que cada historia es diferente, que cada persona es distinta, que cada diagnóstico es individual.

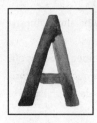

AYUDA

Cuando una persona acaba de ser atropellada por una situación dolorosa, como puede ser el diagnóstico de discapacidad de un hijo, la mayoría de la gente no sabe qué hacer, qué decir, cómo acercarse ni cómo ayudar.

Revolotean como las polillas alrededor de un foco: están cerca, están nerviosos y también temen acercarse demasiado.

Lo que no saben es que el atropellado está en la misma condición: no sabe qué hacer, qué decir, cómo pedirles a los demás que se acerquen ni cómo pedir ayuda.

Es como esas imágenes de las películas de *western*: somos un fuerte en llamas donde los de adentro no saben cómo salir y los de afuera no saben cómo entrar.

Recuerdo que cada vez que alguien me escribía o se acercaba a palmear mi espalda para decirme: "Tú dime qué necesitas y lo hago" o "¿Qué quieres exactamente que haga por ti?", mi única respuesta siempre era un entrecejo fruncido, un par de hombros alzados y un hueco "no sé" que se escurría por mi boca.

Si uno mismo no sabe qué hacer con su alma, menos puede pedirle a otro "que se encargue".

No hay fórmulas sobre cómo ayudar pero sí hay frases comunes a las que no recomendaría recurrir. No hace falta llenar espacios ni silencios con sentencias como: "Vas a ver cómo todo va a salir bien"; "Tu hijo es un guerrero" o, peor aún: "Tú eres una guerrera"; "Dios da a sus mejores soldados las peores batallas"; "Dios sabe por qué hace las cosas"; "Nadie carga una cruz más ancha que lo que aguanta su espalda"; "Te mandó luz"; "Estos niños son ángeles", o: "Los hijos eligen los padres que quieren tener".

Les soy muy sincera: ninguna de esas frases hechas ayuda, ni suma, ni quita siquiera un gramo de pena. Más bien terminan escurriéndose en un par de orejas que ya escuchan muy poco.

Un gramo de hacer pesa más que un kilo de decir

Aún hoy recuerdo a Ruth Ovseyevitz, una amiga que conocía desde hacía poco tiempo, que durante el posparto pasó a dejarme un frasco con árnica porque "seguro te duelen tus heridas y eso ayuda". Yo ni lo había pensado y, sí, me ayudó (más su gesto de cariño que los propios chochitos). O a mi sobrino Eduardo Zacco, que me esperaba después de las visitas del hospital con un plato de comida caliente y el supermercado hecho y guardado. Yo no sabía qué me hacía falta, pero él tenía menos presión y más sentido común para resolver algo que yo no tenía energía para hacer.

En el trabajo un colega y amigo, Alex Ángeles, tomó como propios textos que yo tenía que entregar y que no podía completar por estar vigilando a mi hijo en terapia intensiva en alguna de sus crisis de epilepsia.

Cuando tengan a una persona cercana pasando por una situación difícil y quieran ayudar a los papás hagan y actúen con decisión.

El tiempo personal y la disposición sin instrucciones previas es el mejor apoyo que pueden dar.

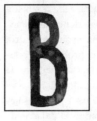

BOCA

En el caso de un niño con parálisis cerebral no siempre la boca es el primer foco visible de esta discapacidad. Sin embargo, es muy importante estimularla adecuadamente desde el principio.

La comida

La falta de fuerza y de control en los músculos es un obstáculo para lograr actividades esenciales como succionar. Este mecanismo natural y vital de cualquier bebé es prácticamente imposible en un niño con esta condición. Lo mismo con el "manejo" de los sólidos y los líquidos en la boca.

La cavidad no tiene la capacidad de retener y deglutir. Por eso es tan común ver a los enfermos babear, o escurrir sus alimentos por las comisuras.

Si bien todo es entrenable, succionar y tragar de manera deficiente puede generar desnutrición y deshidratación.

Cada pediatra, cada terapeuta y cada neurólogo tienen un método, así que, como en cualquier otra terapia, hay que probar con diferentes opciones hasta encontrar la que se adecue a cada niño.

En nuestro caso pasamos semanas masajeando el paladar de Lucca recién nacido buscando su "punto de succión". Nunca apareció.

Empleaba tanta energía y tiempo en comer pequeñas porciones de comida que el balance final era bajar de peso y no crecer.

Siempre nos ofrecieron colocarle una sonda de alimentación directa a su estómago (un botón gástrico). A nosotros nos parecía antinatural y casi una condena depender de un botón fijo en su ombligo como única manera de alimentación.

Pediatra a favor, gastroenterólogo a favor, pero terapeutas en contra. "Lo que no se usa se atrofia", "Si no come nunca hablará, porque con la masticación llegan los sonidos y las funciones de comunicación", "Esa operación afecta los movimientos de rehabilitación físicos del tronco".

Casi dos años de dudas más tarde y un niño casi cadavérico bastaron para aceptar la idea de la sonda. Santo remedio: la alimentación por botón gástrico puede hacer que el momento de la comida sea más fácil para él y para quienes lo cuidamos. Los momentos de la comida son menos estresantes y nos aseguramos de que está consumiendo las calorías que requiere para alimentarse y crecer.

Una vez que uno se acostumbra a cocinar y moler una jarra de puré diaria, es mucho más fácil organizar salidas (se pasa la comida con una jeringa sin necesidad de ninguna parafernalia) y también ayuda para darle medicinas y agua sin miedo a que se ahogue.

Mito 1: no afecta en absoluto las terapias.

Mito 2: no cancela las funciones de la boca, que se puede estimular con masajes y vibradores para que hable.

PROBADO

Gustavo Teyssier Morales,
médico cirujano pediatra.
Tel. 55 52552223
Correo: teyssiermd@gmail.com

Los dientes

Con poco control en la boca, no es fácil trabajar en la dentadura de un niño con parálisis cerebral.

Muchas veces sus reflejos reaccionan trabando la mandíbula y es muy difícil cepillar los dientes. La mejor manera de lavarlos es con una gasa embebida en enjuague bucal, y con el dedo masajear sus dientes. No lo sienten agresivo y sí quita el sarro que se forma.

Después de los seis años, cuando comienzan a cambiar los dientes, hay que revisar con más atención la boca porque muchas veces los dientes de leche (al no usarse) no se caen, pero detrás de ellos sí salen los permanentes. Y los dientes de leche se alimentan de la raíz de los nuevos. En estos casos hay que ir al dentista para que se los quiten. (¡El hada de los dientes llega igual!)

Dentista

Lograr que un niño abra la boca en el dentista no es fácil, porque no quiere.

Lograr que un niño con parálisis cerebral abra la boca es más difícil, porque no puede.

En México no existe ninguna especialidad dentro de la carrera de odontología para atender a personas con discapacidad motriz.

Desde hace más de treinta años el dentista que está dentro del staff permanente de la Asociación Pro Personas con Parálisis Cerebral (APAC) es el mejor especialista con cientos de niños con PCI entre sus incondicionales pacientes.

PROBADO

Héctor Caspeta, dentista.
Tel. 55 91724620

Estimulación

La boca es vital no sólo para comer, sino también para emitir sonidos, y eventualmente para hablar. Pero necesita mucho trabajo para que haga los movimientos o reflejos que para el resto de los niños son absolutamente naturales. Hay que "darles señales" a las mejillas, al paladar, a la lengua, a los labios, a las encías y hasta a los dientes para que el cerebro comience a reconocer esta cavidad que no estaba en sus "archivos". Existen muchas técnicas y maneras de trabajar con la boca y, como en el resto de las terapias de rehabilitación, depende incluso mucho más de la persona que da el tratamiento que de la técnica *per se*.

Conocí a muchos en esos años (se vale cambiar, probar, renovarse). Cada uno me ayudó de diferentes formas, pues son profesionales en sus intervenciones.

PROBADOS

Daniela Ortega
Fundación Teletón.
Tel. 56 33860620

Centro Tely,
de Teresa Nieto y Brenda Escobar
Tel. 55 25312034

José Domínguez
Fundación Todo por Emi.
Tel. 55 53934194

Rita Martínez.
Fundación Teletón
Correo: ritzcancer_1999@yahoo.com

Existe una lista de escuelas que realiza la organización de padres de niños con discapacidad "Familias Extraordinarias" y está alimentada y aprobada por los propios padres: https://www.familiasextraordinarias.com/directorio-de-escuelas.

Karem Robert.
contacto@familiasextraordinarias.com

COMUNICACIÓN

La comunicación es un derecho humano que habilita otros derechos a tener una vida digna, a estudiar, a participar en sociedad, a entretenerse y trabajar.
Hay personas con discapacidad que no pueden hablar con palabras. Pero pueden hablar de otras formas, solo que necesitan apoyos.

Los sistemas aumentativos y alternativos de comunicación son formas de comunicarse sin hablar con la voz y que surgieron en los 80.

Hoy, gracias a la tecnología, hay equipos con los que pueden interactuar las personas con todas las partes del cuerpo que puedan mover, incluso con movimientos de ceja o movimientos musculares pequeños. También hay programas controlados a través de las

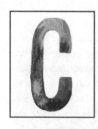

COLEGIO

Todos los mexicanos tienen derecho a la educación. No existe un asterisco al pie que diga: "Aplica restricciones". Aun así es un viacrucis conseguir un plantel que no sólo reciba sino que también integre y de verdad adapte contenidos y evalúe el avance de niños con discapacidad en el aula.

Muchas veces el primer filtro es la dirección de la escuela. La SEP tampoco ayuda mucho con bases de datos ni con apoyos a padres.

pupilas y se están desarrollando otros que funcionan a partir de lo que está pensando.

La comunicación alternativa utiliza tableros precargados que pueden ser físico o digitales (en una tableta o un teléfono) para poderse expresar, tomar una llamada telefónica, enviar mails o usar redes sociales. Nosotros encontramos a un par de expertas en comunicación aumentativa y alternativa, apoyo para lenguaje, rehabilitación oromotora y psicoterapia.

Son Gabriela Berlanga y Marcela Manzur, quienes le enseñaron lectoescritura a través de un iPad y adaptación de contenidos a Lucca para que curse primaria en una escuela regular.

CATIC
Tel 55 44374645
http://caticmexico.org/contacto/

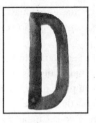

DERECHOS

Es muy importante saber a qué derechos tienen acceso las personas con discapacidad (PcD), qué debemos reclamar y cómo podemos hacerlo. Un dato que no es menor: las PcD son dos veces más propensas a ser víctimas de delitos. El primer paso para ejercer los derechos de las PcD es demostrar la discapacidad con un certificado que se gestiona en cualquiera de los treinta y dos centros de salud de la Ciudad de México. Luego hay que adjuntarlo con veintidós fotografías y entregarlo en algún DIF.

Un certificado de discapacidad da acceso a:

Movilidad y accesibilidad: estos trámites se realizan ante la Secretaría de Movilidad (Semovi) de la Ciudad de México.

Placas para personas con discapacidad: permiten circular diario y estacionarse en los espacios asignados en la vía pública.

Balizamiento del cajón de estacionamiento en la vía pública:

garantiza que puedas estacionarte frente a tu casa en tu espacio reservado.

Ahorros: la Secretaría de Finanzas de la Ciudad de México da descuentos en predial (se paga sólo una cuota fija de 78 pesos). El Sistema de Aguas de la Ciudad de México descuenta 50% del consumo de uso doméstico.

Empleo: las empresas que contratan a PcD, al menos en la Ciudad de México, no pagan impuesto sobre la nómina. En todo el país pueden realizar una deducción de 25% adicional al salario que le pagan al trabajador y todos los gastos de inclusión y accesibilidad son deducibles de impuestos.

Pasaportes: si la PcD es mayor de edad y tiene barreras para comunicarse, puede tramitarlo con la asistencia de un familiar (en particular los padres firman como personas de apoyo en la expresión de la voluntad de PcD).

Denuncias: por discriminación dicen que en lo único que somos iguales las personas es en que somos diferentes.

Las PcD son un blanco recurrente de discriminación en distintos ámbitos (prohibirles ingresar a un local, negarles el acceso a la escuela, negarles un servicio o recibir un ataque directo). Nunca se queden con un sabor amargo o coraje: denuncien. Cuantas más veces levantemos la mano y plantemos un "no" a quienes no entienden de igualdad de derechos, estaremos construyendo una cancha más uniforme para todos.

Se puede denunciar de manera simple y en línea en la Conapred: www.conapred.org.mx.

PROBADO

Agustín de Pavia, abogado especializado en derechos de PcD
Tel. 55 32328675
Correo: agustindepavia@gmail.com

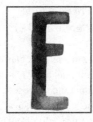

EPILEPSIA

"La epilepsia se considera como una alteración de la actividad neuronal anormal, que produce una serie de descargas excesivas, lo cual ocasiona cambios en el equilibrio normal de un niño. Esto tiene que ver con excesivas descargas anormales de un grupo de neuronas en alguna región del cerebro y dependiendo dónde se da esta alteración es la manifestación que puede tener", me explicaba el neurólogo de Lucca. Una de cada tres personas con parálisis cerebral tiene epilepsia como uno de sus efectos colaterales.

Es muy importante aprender a reconocer rápido las señales previas a una convulsión.

En nuestro caso, siempre comienzan por la noche, cuando Lucca entra en sueño profundo. La primera señal son movimientos irregulares y espasmos en la cara (frunce su boca como un conejo) y luego se van extendiendo por el resto de sus miembros: brazos, manos y piernas, que comienzan a moverse eléctricamente, hasta que todo el cuerpo se bate de un lado a otro.

Es importante poner un timer (el del teléfono es el mejor) para calcular el tiempo que dura el episodio. Si es posible, también consigan un oxímetro para medir la oxigenación, la cual suele bajar a la mitad de una respiración normal durante la convulsión.

También babean mucho y es mejor ponerlos de costado.

Si los movimientos no ceden (los médicos llaman a esta acción "yugular"), es importante contar con diazepam (Valium) en casa y aplicar un ámpula vía rectal con una pequeña jeringa para insulina, sin aguja. Todo esto debe ser monitoreado siempre por un neurólogo, quien receta esta droga y entrena a los padres en este procedimiento.

Si no hay respuesta antes de diez minutos, lo mejor es llevarlo al hospital más cercano para que lo puedan rescatar.

Los primeros ataques se sentirán absolutamente desesperados. Luego, la experiencia y la repetición dan una cuota de compostura y calma.

Es muy importante contar con un tratamiento adecuado para controlar las convulsiones.

PROBADO

Dra. Lluvia Itzel León Reyes
Pediatría, neuropediatría y epilepsia
Tel. 55 43361289
Correo: lluvialeon@hotmail.com

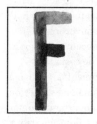

FUNDA-CIONES DE APOYO

Una vez que uno acepta la realidad, que pasó por las fases de duelo (sí, como las de la muerte) de tener un hijo con discapacidad, lo mejor es buscar grupos de ayuda que permitan hacer más acompañado e informado el tránsito por una vida que ya no será estándar.

Conocer a otras familias, e intercambiar desde tips hasta datos de médicos y terapias es de gran ayuda.

Se aprende, se comparte, se asume.

Asociación Pro Personas con Parálisis Cerebral (APAC)

Es una de las organizaciones con más reconocimiento del país. Tiene casi 50 años operando y posee un claro enfoque en el apoyo a personas con PCI. En su edificio en la colonia Doctores de la Ciudad de México se ofrecen diagnósticos, terapias de rehabilitación, atención médica y psicológica, educación especializada y hasta oficios con salida laboral.

Si no tienen un hijo con parálisis cerebral, igualmente es importante conocer esta causa y ayudar con donativos, ya que la APAC atiende fundamentalmente a personas de muy escasos recursos.

PROBADO

Dirección: Calle Dr. Arce, núm. 104, col. Doctores, del. Cuauhtémoc, Ciudad de México.
Tel. 55 91724620
Página web: www.apac.mx.

Padres de Hijos con Necesidades Especiales (PHINE)

Cada semana realizan reuniones en la zona sur de la Ciudad de México donde papás y mamás de niños con alguna discapacidad pueden encontrarse para compartir, intercambiar experiencias e información y, por qué no, llorar y reír sin remordimientos. "El objetivo es fortalecernos internamente y así tener una mejor versión de nosotros mismos para nuestros hijos y los demás, con el fin de demostrarle a la sociedad que la discapacidad no es una tragedia sino una circunstancia", explica Margarita Garmendia, quien comenzó con esta iniciativa hace seis años. Tienen una página web y un perfil en Facebook donde comparten información relativa a la discapacidad.

PROBADO

Página web: http://www.phine.org.mx/.

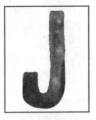

JUEGOS, JUGUETES Y REGALOS

¿Qué le regalo a un niño con parálisis cerebral? ¿Qué puede hacer?

¿Qué puede usar? ¿Qué lo divierte? Si no puede hacer nada, ¿qué obsequiarle en su cumpleaños?

Pasé por esta situación durante años: mamás con cara de "acabo de chocar tu auto" mirándome entre apenadas y miedosas tratando de encontrar la manera de sondear qué comprar cuando reciben la invitación al cumpleaños de Lucca. No tengan miedo y pregunten de manera directa: ¿Qué disfruta Lucca? ¿Qué le gusta?

Los padres somos los únicos que sabemos en qué etapa de sus rehabilitaciones están, qué objetos les son agradables o útiles y cuáles definitivamente quedarán en su caja sin abrir.

Hay niños que disfrutan las texturas, por lo que los peluches pueden ser una gran alternativa, y otros se tranquilizan con música o les encanta ver películas.

Hay algo que no falla: las historias. Si no se animan a preguntar qué comprar, los libros siempre son la mejor alternativa. Desde las cavernas, los cuentos son un oasis para todos los niños con o sin discapacidad... Y aquí tampoco aplican restricciones.

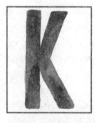

Kumar Center
Consultas y citas: 5558334070
https://kumar.center.

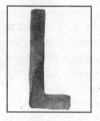

LENGUAJE

Recuerdo un cartón donde una persona le preguntaba a otra que empujaba una silla de ruedas:

—¿Cómo lo llamo? ¿Persona con capacidades diferentes? ¿Con capacidades especiales? ¿Minusválido? ¿Discapacitado? ¿Inválido?

—Jorge, me llamo Jorge, señora —respondía directamente el protagonista.

Hay muchas maneras de dirigirse a quien tiene una discapacidad sin ofenderlo. Cuanto más rodeamos un término, más posibilidades hay de cometer un error.

El lenguaje es muy importante, porque define. Lo que decimos importa, pues las palabras marcan. Aunque parezca trivial, hay dos verbos que debemos tener en cuenta: ser y tener. Es muy diferente el *es* al *tiene*. Por ejemplo, no es lo mismo decir: Lucca es discapacitado, a decir: Lucca tiene una discapacidad.

No hay que usar la discapacidad como un sustantivo, sino como un adjetivo.

Por eso siempre es importante poner al inicio la palabra persona, porque ante todo es una persona y la discapacidad es otra de las características que tiene.

El término más correcto es: persona con discapacidad.

Luego, para ser específicos, se puede agregar de qué tipo de discapacidad se trata: personas con discapacidad intelectual, personas con discapacidad psicosocial, personas con discapacidad auditiva, personas con discapacidad visual, personas con discapacidad motriz.

Para quienes quieran tener un diccionario de términos correctos a la mano, hay un documento publicado por el Conapred muy sencillo, que si bien está pensado para periodistas, es útil para todos: Diccionario "Cómo se dice". Se puede descargar gratis aquí:

https://www.yotambien.mx/biblioteca/diccionario-reportear-escribir-contar-historias-sobre-discapacidad.

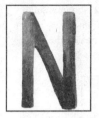

NUTRICIÓN

La alimentación es fundamental para todos los niños, pero en el caso de quienes tienen una discapacidad se vuelve más complejo, sobre todo cuando no pueden alimentarse por sus propios medios.

Una dieta adecuada sirve para balancear el desgaste físico e intelectual que provocan las terapias. Además, equilibra nutrientes y agua en el cuerpo —que químicamente ayuda a mantener los circuitos cerebrales estables para evitar convulsiones—. También ayuda a regular alteraciones motrices no tan visibles, como la de los órganos internos: intestinos y esfínteres de ingreso y salida del estómago, que también son músculos susceptibles a los efectos colaterales de un daño neurológico.

Un buen nutriólogo, que entienda las particularidades de un niño con PCI, puede diseñar el mejor menú ya sea para comer por la boca o para licuar y pasar por botón gástrico.

María de la Luz Gómez Aguilar
Fundación Teletón
Correo: lalugomez@yahoo.com

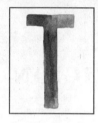

TERAPIAS

Las terapias de rehabilitación son como las religiones: cada cual tiene su propia interpretación y su verdad sobre cómo se debe tratar a los pacientes.

Unas señalan a las otras; los dogmas que unas impulsan, las otras los detractan; lo que para unas es el centro de la mejora, para las otras no sirve.

Hay corrientes de rehabilitación para las cuales las férulas (los soportes que se colocan en pies y manos para mantener una postura) son adecuadas; para otras, son un freno al desarrollo muscular.

Mientras unos nos obligan a pararlos en unas camillas verticales (bipidestadores), otros sugieren no adelantar las fases de desarrollo de "sentado-gateo-caminata".

Repeticiones permanentes varias veces al día, versus pocas y con descanso muscular.

Y ahí vamos los padres deambulando de unas corrientes y unos métodos a otros, tratando de probar cuál es la que mejor ayuda para elevar su calidad de vida.

Entre las corrientes terapéuticas (como en las alternancias de gobierno) se da el efecto Cristóbal Colón: todo lo que hicieron quienes estuvieron antes fue incorrecto; "menos mal que ahora sí están en buenas manos para recuperar a su hijo".

Nosotros probamos muchos métodos y muchos terapeutas. Cuento hasta ahora a catorce especialistas diferentes sólo para tratar "motricidad".

Las terapias que probamos fueron:

Método Katona

Es un sistema de neurohabilitación (sí, también uno arma un diccionario de términos complejos a lo largo del camino) de origen húngaro. Se recomienda desde el nacimiento y hasta que el niño cumple un año, ya que su base es reactivar los reflejos que hay a esa edad. Fue la terapia que le dieron a Lucca desde el tercer día de nacido y hasta que cumplió los doce meses.

Concepto Bobath

Es una terapia alemana, la más difundida y usada para rehabilitación en México. Es la que aplican los CRIT de la Fundación Teletón, además de otras instituciones públicas.

De hecho es la base de las terapias en Cuba, por mucho tiempo la meca de la rehabilitación física. En nuestro caso asistimos a una pequeña organización llamada Todo por Emi de unos padres que probaron esta versión cubana de Bobath y que la importaron junto con un grupo de terapeutas.

La base aquí es estimular físicamente a los pacientes y aprovechar la plasticidad cerebral para que otras áreas "sanas" del cerebro se encarguen de tomar las funciones que se vieron afectadas por algún daño neurológico.

Terapia Vojta

También es de origen alemán, y se basa en presiones manuales sobre determinados puntos del cuerpo para estimular los reflejos que activan movimientos musculares. A pesar de que siempre nos hablaron de ella, cada vez que pensamos en tomarla como otra opción, nueve de cada diez personas decían que era muy dolorosa.

Pues no, no duele y es muy efectiva.

Con Lucca vimos muchas reacciones, movimientos y control de ciertas partes de su cuerpo.

Nuevamente, no se queden con opiniones ni experiencias de otros. Asistan a diferentes terapias y vean cómo se aplican los tratamientos; luego elijan el que más los haga sentir cómodos y con el que vean mejores resultados en sus hijos. Tal cual como en las religiones.

PROBADO

Lorena González y Carlos Alvarado
Tel. 55 52868623

Todo por Emi-Centro Restaurativo
http://todoporemi.com.mx/

Centro Efectivo en la Recuperación del Movimiento en Lesiones Neurológicas

Miguel Lang es un mexicano que ha creado su propia terapia (El Método Lang) que se enfoca en trabajar el desarrollo muscular como eje para el control de movimientos, distensión y búsqueda de del control cefálico y desarrollo de las extremidades.

Miguel Lang
Tel. 55 37833849

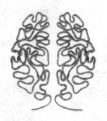

EPÍLOGO

Pasaron cinco años desde que se publicó por primera vez este libro.

¿Qué ha cambiado en este tiempo? Mucho.

Viajamos dos veces más a India, en enero y en septiembre de 2019. La pandemia evitó que pudiéramos seguir dándole sesiones en las instalaciones de Bangalore a partir de 2020.

Cada viaje trajo mejoras a Lucca, aunque cada vez se volvió más complicado volar hasta el otro lado del mundo con un preadolescente de diez años, por tantas horas y a tantos miles de kilómetros. Las instalaciones de los aviones para las personas con discapacidad no han cambiado desafortunadamente.

Lucca siguió progresando: comenzó a dar pasos certeros con una caminadora, está muy oral y presente gracias a los sistemas de comunicación aumentativa que usa con un iPad que lo acompaña a todos lados. Este programa le permitió aprender a leer y escribir en tiempo récord y lo preparó para ingresar directo a cuarto de primaria en una escuela regular, poniéndose al día bastante rápido en el resto del contenido de clase. Al cierre de esta edición, terminó quinto de primaria y es compañero de Bruno.

Le encanta Harry Potter, vio todas las películas y series de los Avengers y ha demostrado dotes de poeta y compositor de canciones.

Nunca bajamos los brazos para poder traer a México la tecnología desarrollada por el doctor Kumar. En 2019 obtuvimos la representación de la tecnología para todos los países de Latinoamérica y en 2021 abrimos un centro en Ciudad de México con los dos Cytotron que estaban en el país. Lo bautizamos Kumar Center.

Para este sueño tuvimos el apoyo financiero de familiares, amigos y fundamentalmente de dos socios, Francisco Garduño y Alejandro Medina. Ellos creyeron en este proyecto desde que lo conocieron y nos han acompañado con tiempo, talento y presencia en la compleja y burocrática tarea de invertir en tratamientos innovadores en el país.

Esperamos pronto extender el uso del Cytotron en toda América Latina, desde el río Bravo hasta Ushuaia.

Y este libro *per se*, también hizo su magia.

Desde su lanzamiento en 2019 a la fecha, cerca de 100 familias viajaron a Bangalore a tratarse en el centro de Kumar. La gran mayoría fueron del continente americano y casi sin hablar inglés. Bastaba con llegar y mostrar la portada del libro para avisar cuál era el origen de esa visita al otro lado del mundo.

En 2021 Netflix compró los derechos de esta obra para hacer una película homónima que se estrenará en el último trimestre de este 2024 de manera simultánea en 195 países, 32 idiomas y 275 millones de hogares. Bárbara Mori y Juan Pablo Medina serán los protagonistas, con un guion adaptado por Javier Peñaloza y dirigido por Mariana Chenillo, quien, con sus incontables visitas e infinitas preguntas, pasó a formar parte de esta familia hiperactiva.

BÁRBARA ANDERSON, CDMX, mayo de 2024

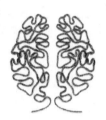

AGRADECIMIENTOS

A Bruno, Lucca y Andrés por la paciencia y la generosidad de regalarme cada uno las horas que me permitieron escribir este libro.

A Rajah Kumar por inventar el Cytotron y tener perfectamente alineado cerebro y corazón.

A los entusiastas que desde cerca compartieron los avatares de nuestra epopeya india antes, durante y después: Sara Aniceto Cruz, Jesús Vizcarra, Bruno Ferrari y Melba Pría.

A quienes cuidan, velan y sueñan con Lucca cada día: Nayeli Ortiz, Claudia López y Erika Ortela.

A nuestras familias y amigos en Argentina y en México que siguieron paso a paso esta aventura apoyándonos y echándonos porras (aun sin saber muy bien en qué aventura nos embarcamos).

A Felipe Tewes y Francisco Ramos de Netflix que vieron en este libro una película para llevar a 260 millones de hogares.

A Mariana Chenillo por dirigir esta versión para la pantalla grande de nuestra historia, con el mismo cariño y devoción que nosotros mismos